233
20.-

Anneliese Wittig,
Die chinesische Organuhr

D1918201

DIE CHINESISCHE ORGANUHR

als diagnostische Hilfe
für die Therapie
mit

Homöopathischen Mitteln

Anneliese Wittig

VERLAG MÜLLER & STEINICKE, MÜNCHEN

ISBN 3-87569-031-1
Unveränderter Nachdruck 1990
© 1990 Müller & Steinicke, München

Alle Rechte der Verbreitung, auch die der photomechanischen Wiedergabe oder der Einspeicherung und Rückgewinnung in Datenverarbeitungsanlagen, sind vorbehalten.

Gesamtherstellung: P P Druckberatung, München

INHALTSVERZEICHNIS

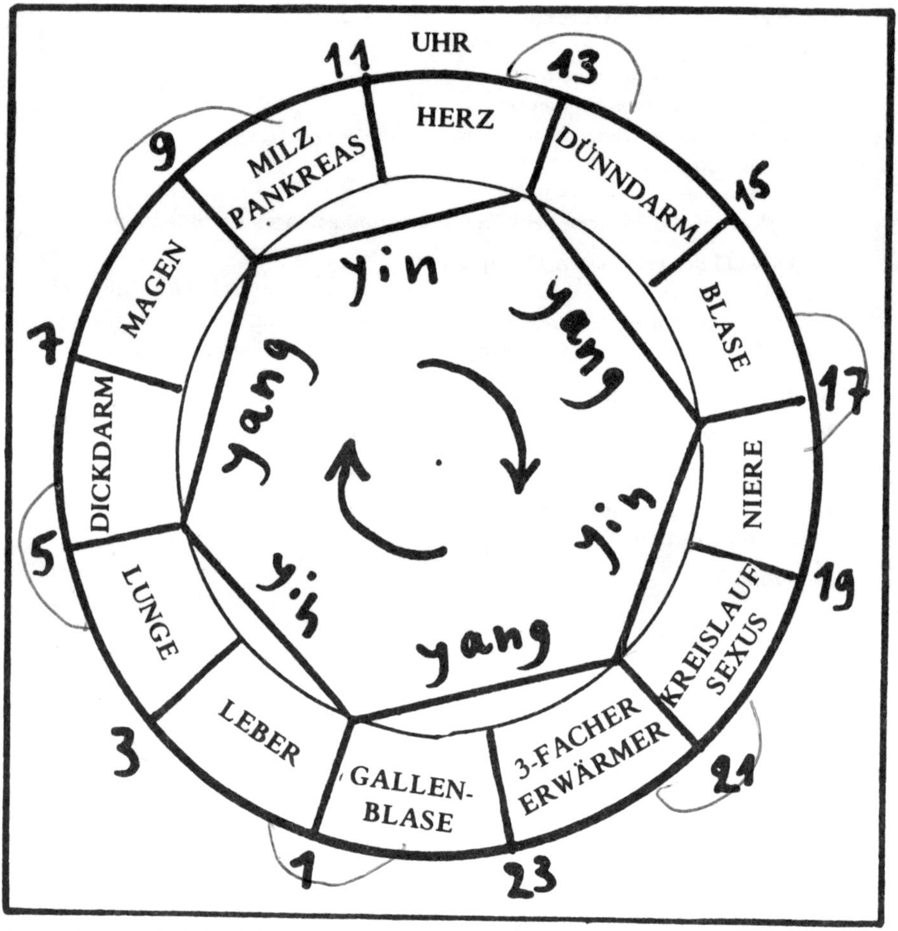

DIE CHINESISCHE ORGANUHR

DIE CHINESISCHE ORGANUHR ALS DIAGNOSTISCHE HILFE

für die Therapie mit homöopathischen Mitteln

von Anneliese Wittig

Einleitung:

Um etwas über die letzten und wahren Ursachen einer Erkrankung zu erfahren, ist die Aussage der Anamnese bei manchen Patienten noch zu dürftig. Größere Klarheit und sichere Rückschlüsse auf die Situation von Organen und Kreislauf bietet hier die Hilfe der "chinesischen Organuhr" und der "Fünf-Elementen-Lehre". Diese erprobten Hilfsmittel gehen von einem wichtigen Energiekreislauf im Organismus aus.

Wichtig ist sodann, sich mit einigen Mitteln vertraut zu machen, die ordnend und harmonisierend in die entgleisten Funktionen einzugreifen vermögen. Im Vordergrund dabei steht, den Organismus von all den Depots von Toxinen aus früheren Krankheitszuständen zu entlasten und zu befreien.

Wie schon zu meiner ersten Broschüre über "Die Behandlung chronischer Krankheiten mit homöopathischen Mitteln" danke ich auch an dieser Stelle wieder Frau Dr. med. Ilse Knauf, Ulm, herzlich für ihre fachliche Beratung; sie hätte es gern gesehen, wenn ich diese Broschüre noch ausführlicher verfaßt hätte. Meine Erfahrungen und Gedanken möchte ich hier aber in erster Linie nur als Anstöße vermitteln. Sie sollen zu der so notwendigen Weiterarbeit auf diesem wichtigen medizinischen Gebiet anregen. Ein umfassendes Lehrbuch darüber wird Frau Dr. Knauf wohl eines Tages einmal vorstellen.

Im Januar 1987 — *Anneliese Wittig*

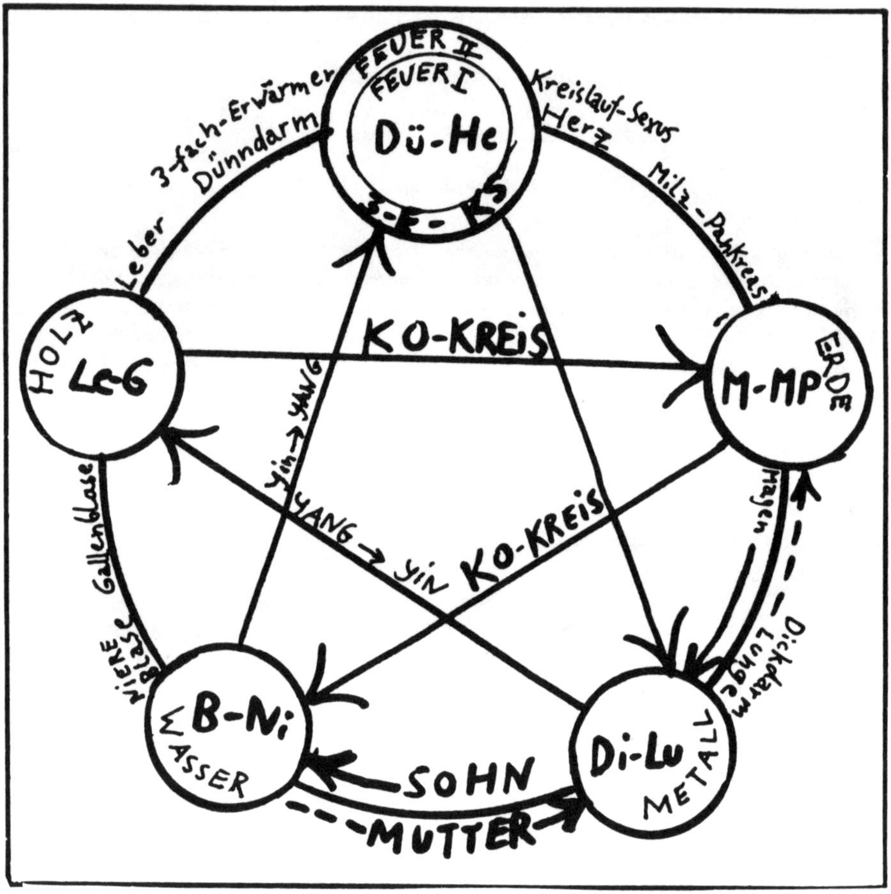

DIE 5-ELEMENTEN-LEHRE

UHR DER KREISENDEN ENERGIE – DIE ORGANUHR

Die alten Chinesen stellten schon vor Beginn unserer Zeitrechnung die These auf, die noch heute gültig ist:

Die zwölf von ihnen gefundenen Meridiane (Organ- und Kreislaufsysteme einschließlich des umhüllenden Gewebes) werden in 24 Stunden nacheinander für je zwei Stunden intensiver als sonst von der Lebensenergie durchflutet, die als die Maximalzeit des betreffenden Meridians angesehen werden. Das ist seine Hauptarbeitszeit während des 24-Stundentags. Nach Ablauf dieser 2-Stundenspanne fließt die Lebensenergie zum nächsten Meridian weiter. Das geschieht immer in derselben Reihenfolge und zur gleichen Zeit (hierzu das Schema der Organuhr – Sommerzeitverschiebungen müssen umgerechnet werden).

Die Beziehung der Meridiane zueinander

Nach dem 'Leitfaden der Akupunktur' von Bachmann beruht das Akupunktursystem mit seinen 12 Organen und den 12 entsprechenden Meridianen auf der geschichtlich älteren Struktur der Fünf-Elementen-Lehre. Hierbei werden die 12 Meridiane fünf Elementen zugeteilt, nämlich Feuer, Erde, Metall, Wasser und Holz. Dabei ist das Feuer in ein großes und ein kleines Feuer unterteilt.

In dem bildhaften Denken der Chinesen sind die Elemente vitale Prozesse, wie sie dem Vorbild der Natur entsprechend auch im Menschen ablaufen. In dem Energiekreislauf der Fünf-Elementen-Lehre stehen diese Elemente in einer "Mutter-Sohn-Beziehung" zueinander. Der Sohn ist hierbei immer das im Uhrzeigersinn im Schema folgende Element. Er erhält die Energie von seiner "Mutter". Bildlich gesehen wärmt so das Feuer die Erde, und die Erde hält das Metall in ihrem Schoße.

Hierzu gibt es aber auch noch eine Opposition: So wie die Erde das Wasser trüben kann, oder das Wasser das Feuer löscht, so gibt es in der Fünf-Elementen-Lehre gleichsinnig noch einen Ko-Kreis zu dieser Opposition.

Den folgenden Ausführungen ist das Schema der Fünf-Elementen-Lehre zugrundegelegt, weil daraus klar die gegenseitigen Beziehungen der Meridiane und der zugehörigen Organ- und Kreislaufsysteme ersichtlich sind. Dabei ist jedem Element ein "Yang"- und ein "Yin"-Meridian zugeordnet. Nach diesem Schema ist die Entwicklung und Ausbreitung der Krankheit zu verfolgen; über die Folgekrankheiten läßt sich damit in umgekehrter Richtung auch die Suche nach dem ersterkrankten Organ einengen. Das ist wichtig im Hinblick darauf, daß eine wirkliche Heilung nur dann zu erreichen ist, wenn die ursprüngliche Erkrankung als Grunderkrankung mit in die Therapie einbezogen wird.

Signale für den Therapeuten

Schmerzen und andere Mißempfindungen und Unpäßlichkeiten stehen zeitlich mit dem Meridian im Zusammenhang, der gerade von der Lebensenergie durchflutet wird. Auch wiederholtes Aufwachen aus dem Schlaf vor oder in der Maximalzeit eines Meridians ist bereits ein Warnzeichen.

Die weitverbreitete Schlaflosigkeit vor Mitternacht oder bis ein Uhr nachts geht häufig auf Störungen des Kreislaufmeridians KS und seines Yang-Partners 3E zurück, oft auch noch auf Störungen des Gallenblasenmeridians. Dadurch werden Epiphyse, Diencephalon und Stammhirn energetisch nicht genügend durchflutet, so daß sie dann zur Nachtphase nicht umschalten können.

Störungen im Gleichgewicht des Meridians können beispielsweise aber auch schmerzhafte oder entzündete Akupunkturpunkte anzeigen.

Meßpunkte des Energieflusses – die zwölf Pulse

Guten Aufschluß über unsere biomagnetische Lebensenergie und ihre Wirksamkeit in den 12 Meridianen liefert die Pulsdiagnose. Dieser einfache Test bietet dem Therapeuten eine schnelle und gute Übersicht darüber, wo die Krankheit lokalisiert ist und in welchem Stadium sie sich befindet.

Den 12 Meridianen entsprechend gibt es insgesamt 12 Pulse. Oberhalb beider Handgelenke, auf der Radialis-Apophyse und einen Fingerbreit ober- und unterhalb davon, liegen je drei Punkte der Yang-Organe und unmittelbar darunter die der Yin-Organe. Mit minimalem Druck sind die Oberflächenpulse des Yang tastbar. Am rechten Arm sind sie den Hohlorganen Dickdarm, Magen und Dreifacher Erwärmer zugeordnet, am linken Arm den weiteren Hohlorganen Dünndarm, Gallenblase und Harnblase. Bei etwas festerem Druck spürt man die darunterliegenden Yin-Pulse auf, das sind die Pulse der mit Blut gefüllten Organe, auf der rechten Seite Lunge, Milz-Pankreas und Kreislauf-Sexus (KS), auf der linken Seite Herz und Leber sowie Nieren. Zu starker Druck bei dieser Testung läßt aber den Yin-Puls "abwürgen".

Nach Voll gibt es zusätzlich noch einen Lymphmeridian, der aber nur durch

Elektroakupunktur vom äußeren Daumennagelfalz an aufwärts zu testen ist.

Die verschiedenen Pulsqualitäten

Beim Gesunden, der keine störenden Herde aufweist, ist die Pulsqualität voll und an allen Meßpunkten gleich stark. Hierbei können aber während der Yang-Zeit tagsüber die Yang-Pulse etwas stärker schlagen, wie das auch bei den Yin-Pulsen während der Nachtzeit der Fall sein kann. Der Rhythmus ist beim Gesunden gleichmäßig und die Frequenz dem Lebensalter angepaßt. Dagegen weisen harte, gestaute Pulse neben schwachen oder gar fehlenden auf Störungen im Organismus hin.

Wenn überhaupt kein Puls mehr zu tasten ist, so kann die im Bauchraum gestaute Energie durch die "Nadelung der Mitte" wieder zur Peripherie gelenkt werden; das ermöglicht dann sowohl eine Diagnose wie auch eine Therapie. Dafür gibt es auch homöopathische Mittel, die diesen wünschenswerten Effekt sofort bewirken.

Störungen im Fluß der Lebensenergie

Der reaktionsfähige Organismus sendet zur Versorgung entzündeter Zellen und zum Abtransport von Gift- und Schlackenstoffen vermehrt Energie zu den Krankheitsherden. Gelingt es dabei dem Körper nicht, für einen schnellen Austausch der Energie zu sorgen, so entsteht eine Stauung in dem betreffenden Meridian; in seiner Funktion kann er dann eines Tages ganz zusammenbrechen. Nach der chinesischen Akupunkturlehre ist der Meridian hierbei "in der Fülle". Der Puls ist dann prall und gespannt und schlägt hart an die Gefäßwand.

Aber auch ein ganz gesunder Meridian kann gestaut sein, etwa wenn der erkrankte "Sohn" die Zweistunden-Energie von der "Mutter" nicht annehmen kann. Falls es dieser dabei nicht gelingt, die überschüssige Energie in ein anderes Gebiet abzuführen, wird auch sie dann eines Tages erkranken.

Normalerweise fließt die Energie dem Schema nach in Pfeilrichtung im Mutter-Sohn-Kreis der Fünf-Elementen-Lehre. Bei Stauungen ist ein Ausgleich jedoch im Ko-Kreis von Yang zu Yin und umgekehrt möglich.

Reicht die Eigenenergie des Körpers zur Heilung der Entzündungs- oder Stauungszustände nicht aus, und kommt auch von außen keine Hilfe durch Therapeutika, so erlahmt die Abwehr allmählich. Der zuerst harte gestaute Puls des erkrankten Systems wird dann immer matter. Wenn es zu einem totalen Zusammenbruch kommt, ist der Puls überhaupt nicht mehr fühlbar. Der Merdian ist dann so sehr geschwächt, daß er mit der Zweistunden-Energie kaum noch arbeiten kann, weshalb er sie teilweise oder ganz zu seinem eigenen "Sohn" durchfließen läßt. Die beschriebenen Vorgänge wiederholen sich dann hier von neuem. Es gibt so viele Patienten mit 2 bis 3 schwachen oder gar leeren Pulsen hintereinander. Die Akupunktur bezeichnet das als Leere der Meridiane.

Die Folge-Erkrankungen

Diese Darstellungen mögen veranschaulichen, wie sich aus einer Erst-Erkrankung im Laufe der Zeit Folge-Erkrankungen entwickeln können, und das sogar in anderen Meridianen. Der Patient jedoch sieht eine solche Folge-Erkrankung als seine "neue Krankheit" an.

An sich wissen auch wir Europäer Bescheid über Zweit- und Dritt-Erkrankungen, die auch in anderen Organsystemen auftreten können. Wir haben diese Vorgänge nur nicht so treffend im Schema dargestellt wie die Chinesen und haben dabei auch kaum Verständnis entwickelt für die Abläufe nach der Organuhr.

Bei allen modernen Errungenschaften ist unser ärztliches Spezialistentum leider auch ein Hemmnis, die Krankheit des Patienten umfassender zu sehen, als sie sich in ihrer momentanen Symptomatik äußert und darstellt. So etwa kommen immer wieder Patienten, deren Inappetenz oder Magenschmerzen über lange Zeit rein symptomatisch behandelt wurden, z. B. mit Rollkuren, Organzell-Präparaten von Magen und Dünndarm, guten Kräuterextrakten und Kräutertees. Aber trotz fachgemäßer Behandlung ließen sich die Krankheitszustände nicht beseitigen. Auch die chronische Bronchitis erfährt oft durchaus keine Besserung durch die üblichen Hustensäfte, die sonst recht gut sind. Nicht selten sagen Behandler ihren Patienten schließlich sogar, daß sie nun mit dieser oder jener Krankheit leben müßten.

Wichtig ist also, daß die Krankheit in der gezielten Therapie folgerichtig angegangen wird. Dabei kommt es nicht besonders darauf an, daß ein für den momentanen Krankheitszustand genau abgestimmtes Mittel verordnet wird, sofern keine akuten Zustände vorliegen.

Erster Schnelltest – die Pulsdiagnose

Mit der Elektroakupunktur nach Voll (EAV) erhalte ich im allgemeinen schon eine gute Übersicht über die verschiedenen Phasen der einzelnen

Organ- und Kreislauf-Meridiane von akut entzündet bis chronisch und degenerativ. Dennoch fühle ich bei schwierigen Patienten zunächst die Pulse nach der Akupunkturlehre, denn die Aussage der Pulsdiagnostik ist oft noch nuancierter als die des EAV-Tests.

Der Pulstest geht schnell und problemlos. Man lasse sich keineswegs abschrecken, wenn man anfangs glaubt, diese Technik nie erlernen zu können. Sie erfordert nur einige Geduld und Konzentration. Die folgenden Beispiele sollen zeigen, wie die Suche nach dem erkrankten Organ immer mehr eingeengt werden kann. Weitere Einzelheiten hierzu sind in den Akupunktur-Lehrbüchern nachzulesen.

Der Bereich Magen – Leber

Ist der Magenpuls gestaut, voll hart, berstend, so kann die Leber die Ursache sein, wenn sie ihr Übermaß an Energie im Ko-Kreis von Yin zu Yang an den Magen gibt. Der anfangs zumeist noch gesunde Magen wird infolge der Stauung allmählich an einer Gastritis erkranken. Bei länger anhaltender Stauung werden wahrscheinlich Magengeschwüre entstehen, die später krebsig entarten können, wenn die Leber nicht rechtzeitig entlastet wird. Ist der Leberpuls bei seiner Kontrolle aber normal, so muß weiter nach der Ursache gesucht werden.

Der Bereich Magen – Dickdarm

Wenn der Dickdarm energetisch gestaut ist, kann er die Energie vom Magen nicht aufnehmen, so daß die Energie sich im Magen rückstaut (Mutter-Sohn-Kreis). Auch hierbei kann der ursprünglich zumeist gesunde Magen allmählich erkranken, wie in dem Beispiel Magen – Leber.

Der Bereich Magen – Dünndarm

Bei normalem Dickdarmpuls kann der Dünndarm bereits lange erkrankt und sehr geschwächt sein, so daß er die Zweistunden-Energie verfrüht an den Magen abgibt und dadurch hier eine Stauung verursacht. Eine andere häufig vorkommende Störbeziehung Magen-Dünndarm: Der energetisch gestaute Magen (Ursache Leber, Dickdarm) kann die Energie vom Dünndarm nicht aufnehmen und staut so zurück. Es werden sich dann auch hier im Dünndarm ähnliche Entzündungsprozesse entwickeln wie im gestauten Magen, als Gastroduodenitis, Ulcus ventr. et duodeni und ähnliche Zustände.

Der Bereich Magen – Niere

Der energetisch gestaute Magen kann auch versuchen, die überschüssige Energie im Ko-Kreis von Yang nach Yin zur Niere zu senden. Auf diese Weise werden die bei der Entzündung der Magenschleimhaut entstandenen Toxine mit dem Blut zur Niere verschleppt. Dadurch verursachen sie hier bis zur Ausscheidung mit dem Harn eine Stauung, die allmählich in eine Entzündung übergeht, so wie es bekannt ist bei den Anginen.

Analog der Beziehung Leber – Magen eine Beziehung im umgekehrten Yang – Yin des Ko-Kreises: Gallenblase – Pankreas. Eine ihr Soll nicht erfüllende Gallenblase stört auch die Arbeit der Bauchspeicheldrüse, denn das Trypsin kann im Dünndarm nur durch die Anwesenheit von Gallensäuren aktiviert werden. Die Überfülle im Pankreas mit Blähsucht bewirkt auch einen Rückstau auf das Herz (Roemheld-Syndrom).

Der Bereich Dünndarm – Gallenblase

Wenn der Dünndarm erkrankt ist, wie etwa an Typhus, so staut sich die Energie des Dünndarms allmählich auf und erfaßt so die Gallenblase. Es entsteht dann, eine chronische Typhuserkrankung in der Gallenblase auf Grund des Mutter-Sohn-Kreises mit der Wirkung als Dauerausscheider.

Der Bereich Harnblase – Dickdarm / Niere – Lunge

Bei eingeschränkter Harnausscheidung kann die Energie in den Dickdarm zurückgestaut werden, woraus eine kompensatorische Diarrhoe resultiert. Bei mangelhafter Nierenfunktion kann aber auch ein energetischer Rückstau der Lunge eintreten, was dem Mutter-Sohn-Kreis nach zu einer chronischen Bronchitis führt.

Zusammenfassung

In der hier beschriebenen Weise kann man die Krankheitszusammenhänge auch in den anderen Meridianen durchdenken. Mehr und mehr ist man dann in der Lage, alle pathologischen Zustände der Folgekrankheiten und schließlich auch die der ursächlichen Erkrankung zu beseitigen.

Das Fortschreiten der Krankheiten

Der Organismus kann bei Krankheiten fast nie alle anfallenden Gift- und Schlackenstoffe so schnell ausscheiden, wie es die Schädlichkeit dieser Stoffe an sich erfordert. So werden sie dann ins Bindegewebe abgelagert. Auch die Schleimhäute und die parenchymatösen Organe können durch Toxine belastet werden. Es entstehen Rheuma, Schleimhautkatarrhe, Cysten, Polypen oder andere degenerative Erkrankungen.

In den meisten Fällen ist es in diesen Stadien der Erkrankung aber noch möglich, therapeutisch-regulierend einzugreifen und die Krankheit in ihre leichteren Stadien in Richtung der Entstehung zurückzuspulen. Selbst bei alten Patienten läßt sich noch jahrelang ein erträglicher Zustand erhalten, wenn auch die alten Krankheiten dann nicht mehr vollständig zurückzuspulen sind.

Die Therapie

Die folgenden Ausführungen befassen sich mit der homöopathischen Therapie, mit deren Hilfe Krankheiten in dem hier gebrauchten übertragenen Wortsinn zurückgespult werden können. Das hat für das echte Heilgeschehen eine überragende Bedeutung. Hierbei wird auch die so wirksame Drainage der wichtigen Lymphorgane sowie die über Leber, Nieren und Darm noch zu erwähnen sein, ohne daß die Ausführungen in dieser schmalen Broschüre Anspruch auf Vollständigkeit erheben.

In dieser Therapie spielen eine wichtige Rolle u. a. so wenig bekannte Mittel wie Tryptophan und Germanium. Auch wird ein Überblick gegeben über Erfahrungen mit Selen und mit Mangan mit wenigen Begleitmitteln bei Arthropathien und Rheumatismus. Einen bedeutenden Platz für das Zurückspulen der Krankheiten nehmen schließlich auch die Viren-Nosoden ein.

Zur besseren Übersicht sind die folgenden Hinweise wieder nach dem Schema der Fünf-Elementen-Lehre geordnet. Viele der bewährten Mittel haben aber einen noch viel größeren Wirkungskreis.

Die Wirkung der homöopathischen Medizin

Aus der Atomphysik wissen wir, daß unser Körper wie alle Materie aus kleinsten Schwingungsteilchen, den Atomen, besteht, die sich dem Bohr'schen Atommodell nach aus einem Kern und einer Hülle von um diesen kreisenden Elektronen zusammensetzen. Bei allen den verschiedenen chemischen Elementen und ihren komplexen Verbindungen wird das alles durch elektromagnetische Kräfte zusammen und im Gleichgewicht gehalten. Was uns als feste und dichte Materie erscheint, sind letztlich physikalische Feldkräfte. Dabei beruhen alle Funktionen in unserem Organismus auf einem Energieaustausch der schwingenden Teilchen untereinander.

Die sogenannte Wertigkeit der im Periodischen System zusammengefaßten Elemente zeigt auf, welche Atome sich durch Austausch ihrer Elektronen binden können. So können sich Atome, Moleküle und weitere Verbindungen aneinander ketten und wieder lösen. Auch die Wirkung der homöopathischen Arznei beruht auf diesen Vorgängen, wenn sie entgleiste Funktionen wieder normalisiert.

Der Potenzierungseffekt

Das Potenzieren homöopathischer Mittel erfolgt unter Schüttelung. Durch die wiederholten Schüttelstöße werden nicht nur die Schwingungen der Urtinktur und der Verreibungen von Grundsubstanzen von Stufe zu Stufe immer mehr verstärkt, es entsteht dabei auch ein Umkehreffekt, wonach ein stark potenziertes Mittel die Effekte der Grundsubstanz aufhebt. Die homöopathische Potenz vermag also die Krankheit zu heilen, die durch ihre Grundsubstanz hervorgerufen wurde.

Die biomagnetische Schwingung der homöopathischen Arznei breitet sich im Körper mit enormer Geschwindigkeit aus, bis zum Herd, dem Ort des eigentlichen Krankheitsgeschehens. Dort greift diese harmonisierende Schwingung ordnend in die gestörten Stoffwechselvorgänge ein.

Die Möglichkeit der Kontrolle

Die biophysikalischen Prozesse im Organismus laufen sehr schnell ab. Dabei kann die Wirkung bzw. Wirksamkeit der homöopathischen Potenzen sofort mit dem Elektroakupunktur-Test nach Voll kontrolliert werden. Wenn sich dann der Zeigerausschlag auf der Skala des Meßgerätes normalisiert, weiß der Behandler, daß er das richtige Medikament für den vorliegenden Krankheitsfall gefunden hat.

Wirkungsverkürzungen in der Homöopathie

Die Umwelt-Strahlung

Erst in jüngster Zeit waren durch die starken Strahlungsfelder des vorbeiziehenden Halley'schen Kometen von Januar bis März 1986 sowie durch die radioaktive Strahlung nach der Katastrophe von Tschernobyl drastische Verkürzungen in der Wirkung von Hochpotenzen von Mai bis September 1986 zu beobachten. Zu Anfang war die Arzneiwirkung jedoch außerordentlich gut.

Merkwürdigerweise benötigten im Mai 1986 nach der Tschernobyl-Katastrophe fast alle meine Patienten die gleichen Mittel, und das auch noch in der gleichen Hochpotenz, nämlich Stannum und Manganum 10 M. Stannum steht in der Mitte des Periodischen Systems wie der Kohlenstoff, Manganum in der Gruppe VII und hat durch seine Wertigkeit II, III, IV, VI und VII positiv einen sehr großen Aktionsradius. Die Potenzhöhe 10 M gibt zu denken. Ihre Schwingung und Dynamik waren wohl den damaligen radioaktiven Strahlen konform.

Die große Müdigkeit und Antriebslosigkeit der Patienten war schon nach wenigen Minuten wie weggeblasen. Die Gaben mußten nach 14 Tagen wiederholt werden, während sie normalerweise 3 – 4 Monate wirken.

Im November 1986 war die Wirkungsdauer der gleichen Potenz, der 10 M, bei vielen Patienten wieder auf 1 bis 1 1/2 Monate angestiegen.

Gravierende Erkrankungen

Es war schon immer so, daß z. B. bei mongoloiden Kindern die Konstitutions-Hochpotenzen und die Luesinumgaben nur etwa ein Viertel der Normalzeit wirken. Aber sie wirken sehr gut, so daß die behandelten mongoloiden Kinder ihren unbehandelten Altersgenossen um beträchtliche Spannen voraus sind, und sie auch nicht mehr infektanfällig sind, so lange die homöopathischen Arzneien wirken.

Der indische Arzt Dr. Banerji gab in seinen Münchner Colloquien auch ein wesentlich kürzeres Intervall der Homöopathica in C 30 und C 200 für Indien an, wahrscheinlich durch die schweren Erkrankungen im anstrengenden Klima bedingt. In seiner Klinik in Kalkutta werden täglich über 100 Patienten durchgeschleust und nur mit homöopathischen Mitteln behandelt.

Die verschieden hohen Potenzen staffeln sich für den körperlichen, funktionellen, seelischen und geistigen Bereich analog der Höhe unserer Eigenschwingungen in diesen Bereichen.

Behandlungsdauer

Die eingesetzten Medikamente vermitteln dem Patienten oft schon nach kurzer Zeit das Gefühl der Besserung, Ruhe und innerer Harmonie.

Bei den meisten Patienten normalisieren sich die entgleisten Funktionen durch homöopathische Potenzen wieder sehr gut nach einer durchschnittlich eineinhalbjährigen Behandlungszeit. Bei Alten und Schwerkranken ist eine Erhaltungsdosis notwendig.

Die Intervalle der Besuche können bei vielen Patienten bereits nach wenigen Monaten auf große Abstände ausgedehnt werden. Jedoch ist es wichtig, daß der Patient zum vereinbarten Termin wieder in die Praxis kommt, selbst dann, wenn es ihm sehr gut geht, denn die normalen Funktionen müssen gefestigt und die Therapie aufgebaut werden, was in zu kurzer Zeit nicht möglich ist.

Während der Behandlungszeit fällt ein homöopathisches Mittel nach dem anderen weg, so daß zum Schluß das Konstitutionsmittel allein bleibt, ev. auch noch die Nosode einer gravierenden Krankheit.

Die Ersterkrankung stellt sich selten am Anfang dominierend dar. In manchen Fällen kann man jedoch mit nur einer Erbnosode den Anfang der Krankheitskette erfassen. Eine in früheren Generationen durchgemachte Gonorrhoe schwächt das Erbgut. Es entstehen Allergien, Krebsbereitschaft und Suchten.

In dieser Art waren die Krankengeschichten der Einzelhomöopathen früher abgefaßt. So einfach ist es heute durch die Umweltbelastung und den vermehrten Streß nur noch selten. Bei der jetzigen Morbidität, die die meisten Krankheiten darstellen, ist es nötig, verschiedene Aspekte gleichzeitig bei der Therapie zu berücksichtigen.

Der EAV-Test zeigt bei etwas Übung zuverlässig an, in welchen Fällen es günstiger ist, die rückspulende Behandlung mit den Mitteln der letzten Krankheit zu beginnen, oder zunächst ein Hauptmittel der Grundkrankheit zu wählen, die oft bereits Jahrzehnte zurückliegt oder sogar von Vorfahren erbmäßig übernommen wurde.

Verschiedenartige Veranlagungen – unterschiedliche Krankheitsverläufe

Jeder Patient ist, wie auch die Homöopathielehre aussagt, ein Individuum, und die gleiche Noxe kann auf seinen Organismus ganz anders wirken als bei seinem Nachbarn oder sogar bei seinem eigenen Sohn, der ja noch die Erbanlage des Partners mitbekommen hat.

Aber trotz der individuellen Veranlagung des einzelnen lassen sich die Krankheiten in Gruppen und auch organspezifisch einteilen, so daß die Suche nicht ins Uferlose führt. Denn bekanntlich gibt es für bestimmte Organschwächen und -beschwerden Mittel, die dafür besonders in Frage kommen, so daß man aus der entsprechenden Gruppe das passende Mittel für den Patienten herausfinden kann.

HOMÖOPATHIE UND ANDERE HEILWEISEN

Viele andere Therapien können durch die Homöopathie ergänzt werden.

Akupunktur

Homöopathie und Akupunktur sind verwandte Heilweisen, weil sie beide die entgleisten biomagnetischen Schwingungen auf ähnliche Weise wieder zu ordnen vermögen. Ich habe oft Akupunkturbehandlungen nach der 5-Elementenlehre durchgeführt und das Konstitutionsmittel in Hochpotenz dazu gegeben. Bei kräftigen Patienten ließ ich auch eine rückspulende Behandlung neben der Akupunktur herlaufen.

Ältere Patienten kamen freiwillig alle 4 Wochen wieder zur Behandlung, weil es ihnen guttat. Nach Jahren waren einige kachektische Patienten sogar soweit gekräftigt, daß sie kaum mehr Medizin benötigten und während der Behandlung große Pausen einlegen konnten.

Bei Krankheiten, die nicht mehr durch den funktionellen Energieausgleich der Akupunktur zu heilen sind, schließt die Homöopathie die Lücke und spult die Krankheiten zurück.

Die Chinesen benutzen seit altersher noch andere Methoden wie Moxa und Kräuter, die aufzuladen vermögen. Und wahrscheinlich hatten sie ähnliche Erfolge, wie wir sie durch die Aktiv-Impfung oder die Nosodentherapie haben, wenn sie früher Tierexkremente oder Ähnliches in die Arznei mischten.

Bindegewebsmassagen nach Leube-Dicke

Die zunächst im Gebiet von Sacrum und Lendenwirbelsäule durchgeführte Behandlung regt über die austretenden Nerven die Erfolgsorgane des Bauchraums und die Nieren an. Die Behandlung wirkt bei vielen Patienten stärker als die Akupunktur und hält länger an.

Neuraltherapie

Die Neuraltherapie bringt über Stunden bis zu einigen Tagen den blockierten Kalium-Natrium-Austausch zwischen Zelle und Interstitium in Ordnung, so daß die Funktion in dieser Zeit normal ablaufen kann und der Patient keine Schmerzen hat. Bei Leber-, Nieren- und Oberbauchbeschwerden bringt die Injektion an den oberen Nierenpol oft erstaunliche Erfolge an entfernten Zweitherden.

Ich lasse zur Unterstützung Kräutertees und -mischungen einnehmen und setze auch die homöopathischen Hochpotenzen in kleinem Abstand zur Neuraltherapie ein.

Auch bei Ozon- oder Magnetfeldtherapie, sowie bei Farblichtbestrahlungen leiten Homöopathica die individuelle Umstimmung der Patienten ein.

Manueller Energieausgleich

Der Magnetismus nach **Meßmer** ähnelt der Magnetfeldtherapie. Jedoch erfolgt hier der Ausgleich nicht im großen, sondern über kleine Hautareale meist über Akupunkturpunkten mittels beider Handinnenflächen des Behandlers, was der Patient zur Unterstützung der Therapie auch zu Hause oftmals ausführen kann. Besonders bei Streß, Schlafstörungen, Verkrampfungen lassen sich gute Erfolge erzielen und Medizin einsparen. Tryptophan D 4 oder D 5 unterstützt sehr gut.

Die Gallenblasenpunkte auf dem Trochanter major stehen durch die Wundermeridiane fast mit dem ganzen Körper in Verbindung. Sie regen das Herz an, leiten Blutanschoppungen aus dem Kopf ab, sorgen dafür, daß eine zu späte Mahlzeit nachts keine Beschwerden macht, wenn diese Punkte in die Behandlung mit einbezogen werden.

Die zweite Hand muß immer als Gegenhand aufgelegt werden, um den Stromfluß an die gewünschten Körperpartien zu lenken oder von dort abzuleiten. Bevorzugte Hautareale sind auf Stirn, Scheitel, Sonnengeflecht, Flexura coli sinistra, Blase, Leber-Galle, Milz-Pankreas oder die Nierenzonen neben der Wirbelsäule in Höhe L 1 – 2.

Werden beide Hände nur kurze Zeit auf die Trochanter major re. und li. aufgelegt, so wird das im Kopf gestaute Blut sehr schnell wieder in den Kreislauf gelenkt. Das Herz fängt dann bald schneller zu schlagen an. Dann muß die eine Hand vom Trochanter gelöst werden, meist die re. Hand, und auf eine andere Stelle aufgelegt werden.

Die Behandlung

Herz (Großes Feuer 11 – 13 Uhr)

Stauungen

Das Herz kann durch seine Mutter, die Leber im venösen Kreislauf gestaut oder durch seinen Sohn Milz-Pankreas zurückgestaut werden, oder aber die entzündete Blase staut das Herz über den Ko-Kreis.

Zur Entlastung wird das Herz versuchen, das Übermaß an Energie zum Dickdarm über den Ko-Kreis zu leiten.

Jedoch ist auch das nach langer Krankheit manchmal nicht mehr möglich, denn der Patient entleert den gestauten und obstipierten Darm nur noch mühsam mit Abführmitteln.

Derartige Situationen sehen infaust aus, sind es jedoch noch nicht. Es muß versucht werden, die Toxine in kleinen Mengen nach und nach zu lösen.

Das Herz sollte während einer Psorabehandlung, einer rückspulenden Behandlung, gut gestützt werden, damit der Blutstrom schnell genug fließen und die gelösten Toxine ausleiten kann und auch keine Toxine im Herzen selbst zurückbleiben können.

Ein kräftiger Körper reguliert die notwendigen Funktionen während einer Belastung durch Krankheit oder rückspulende Behandlung selbst ein. Zeitweilig erhöht er Herzschlag und Körpertemperatur ein wenig, weil Entgiftung und Ausscheidung der störenden Toxine dann schneller ablaufen. Er führt sich auch mit der Nahrung instinktiv die Stoffe zu, die jetzt vermehrt gebraucht werden.

Einen geschwächten Patienten muß man während der Behandlung sehr gut stützen. Zunächst sollte er so weit gekräftigt werden, daß man ihm eine leichte Nosodentherapie zumuten kann.

In vielen Fällen werden anfangs mittlere Nosodenpotenzen D 12 bis D 20 in wöchentlichen Gaben oder noch größeren Abständen (nach Julien) besser vertragen als D 5 – D 6.

Da das Herz eine zentrale Stellung einnimmt, möchte ich hier auf einige Kräftigungsmittel hinweisen, die allgemein gut aufbauen.

Kräftigungsmittel

Im körperlichen Bereich der Tiefpotenzen ist das Konstitutionsmittel des Patienten auch das beste Kräftigungsmittel, wie etwa Calcium phos. D 6 oder Calcium carb., Kalium carb. oder phos. Sepia, Natrium mur., Stannum, Silicea, Magnesium, Thuja, Aurum, Calc. hypophos. und viele andere.

Der aufbauende Effekt hält auch im Schwingungsfeld der Hochpotenzen an. Die Schwingung durchdringt in diesem Bereich sogar die Zellkerne und normalisiert einen durch Fremdeinflüsse pathologisch veränderten Code bei der Zellteilung wieder.

Auch die seelisch-geistigen Verstimmungen werden in dieser Sphäre positiv beeinflußt.

Ich erwähne an dieser Stelle drei wichtige Schüßlersalze, die aufbauend und zugleich ausleitend wirken. Die Schüßlermittel eignen sich sehr gut zur Drainage, ich werde einige weitere in den Kapiteln Leber, Lunge, Nieren, Milz-Pankreas beschreiben.

Ferrum phos.

Ferrum phos. D 6 begünstigt sowohl die Eisenresorption als auch den Eisentransport im Körper. Es wirkt Anämien entgegen und sorgt bei allen Entzündungen mit Blutanschoppung und Rötung für eine schnelle Heilung, weil bei diesen Prozessen sehr viel Eisen verbraucht wird. Es senkt leichtes Fieber. Vitamin B 6 und C unterstützen die Eisenresorption. Verträgt der Patient kein Schwarzbrot und weder Äpfel noch Orangen, so muß zunächst etwas substituiert werden, bis sich die Schleimhäute erholt haben.

Das saure Askorbinsäurepulver wird durch Milchprodukte oder etwas Kartoffelbrei gebunden, jedoch nicht in der Wirkung abgeschwächt. Die anderen biochemischen Salze zum Anregen der Blutbildung sind Calcium phos. D 6 und Natrium mur. D 6. In hohen Potenzen dagegen wirken die Phosphorverbindungen einer Entgleisung der Phosphorilierungsprozesse entgegen, die sich in übermäßiger Schweißneigung, Schlafstörungen, Hektik, Unzufriedenheit äußern. Z. B. wirken 4 Tabletten Ferrum phos D 12 einmal täglich zusammen gelutscht sehr schnell Gereiztheit und Unzufriedenheit entsprechender Patienten entgegen.

Kalium phos.

Kalium phos. ist während jeder Therapie in Zwischengaben angezeigt, weil es den Aufbau der Zellen begünstigt.

Falls das Fieber bei Kindern einmal über 39 Grad steigen sollte, muß sofort Kalium phos. (D 6 bis D 30) sehr häufig gegeben werden, am besten in einer großen Tasse Wasser aufgelöst und mit Holz- oder Glasstäbchen fest umgequirlt (ev. zusätzlich Wadenwickel).

Kalium phos. wirkt schnell und sicher fiebersenkend. Es muß allerdings für Stuhlgang gesorgt werden, denn bei vollem Darm steigt das Fieber noch an.

Magnesium phos.

Hochdosierte Magnesiumpräparate wie Biomagnesin, Magnorot, Lasar u. a. sind bei starkem Magnesiummangel besonders bei verkrampften und geschwächten oder frierenden Patienten wichtig. Das Defizit füllt sich schneller auf, wenn in kurzem Abstand nach Magnesiumpräparaten Magnesium phos. D 3 oder 6 zur besseren Resorption des massiven Magnesiumangebots gelutscht wird. Nach einer Weile genügt die homöop. Magnesiumzubereitung allein.

Calcium phos.-Patienten benötigen zur Magnesiumresorption häufig das ihnen fehlende Calcium phos. in homöopathischen Potenzen oder als Schüßlermittel. Obwohl beide Mineralsalze Antidote, Gegenmittel, sind und nur im erforderlichen Abstand von einigen Stunden eingenommen werden sollten, helfen sie sich gegenseitig bei der Resorption.

Germanium

Germanium, das erst vor einigen Jahren wiederentdeckte Element scheint eine große Zunkunft haben. In höherer Dosierung wird es seit einigen Jahren als Antikrebsmittel mit gutem Erfolg erprobt und kommt jetzt in den Handel als Sanumgerman.

Ich selbst habe Germanium D 4, das nur wenig stärker ist als der 50 ppm-Gehalt des Wassers von Lourdes, seit Juni 1986, bis jetzt 8 Monate lang mit sehr guten Erfolgen eingesetzt.

Germanium steht zwischen Silicea und Stannum im Periodischen System. Die Patienten, die es benötigen, haben nicht die große Schwäche, die Stannum behebt oder die Neigung zu Eiterungen und die Bindegewebsschwäche, die Silicea kuriert. Nach meinen Beobachtungen sind sie abgespannt, arbeitsunlustig. Ihr Gehirn schaltet und speichert bereits in jüngeren Jahren sehr träge. Bei vielen Patienten ging der Test mit Germanium D 4 positiv an, und sie waren mit der Aufbauwirkung im körperlichen und geistigen Bereich sehr zufrieden. Bei einer Gabe von 2 – 4 Tabletten (nach dem Frühstück im Mund eingespeichelt) hält die aufhellende Wirkung bei fast allen Patienten den Tag über an. Zur Ergänzung wird nur wenig andere Medizin gebraucht.

Das Einspeicheln der Germanium-Tabletten ist wichtig, dadurch wird die Substanz besser im Körper gesteuert und nicht so schnell ausgeschieden.

Herzerkrankungen bakteriellen Ursprungs

Alle Infektionskrankheiten können auch das Herz schädigen. Wenn mit einer Nosodenbehandlung die im Laufe des Lebens durchgemachten Krankheiten zurückgespult werden wie z. B. Hepatitis, Malaria, Fleckfieber, Typhus, starke Grippe, so erholt sich auch das Herz wieder, so weit es durch diese Krankheiten geschädigt wurde. Bei vielen Patienten war das Herz jedoch bereits vorher durch Kinderkrankheiten oder Erbschäden geschwächt, die nun auch noch behandelt werden müssen.

Ich selbst habe vor 25 Jahren eine einfache Methode entwickelt, die die Infektabwehr stärkt und auch leicht zurückspult. Ich lasse viele Patienten ein- bis zweimal wöchentlich eine schwache Mischung aus Potenzakkorden von Viren- und Bakteriennosoden tagsüber schluckweise einnehmen, die zur Drainage auch Lachesis D 8 enthält.

Bereits nach ein paar Monaten erwähnen die Patienten lobend, daß sie jetzt gar nicht mehr erkältet sind, wie sie es früher häufig waren, und daß sie auch die Mischung weiterhin immer wieder mit kleinen Pausen einnehmen möchten.

Nach einigen Wochen oder Monaten habe ich es dann bei der Psora-, der Rückspultherapie, wesentlich einfacher, weil der Patient bereits bei den Entgiftungsvorgängen geschult ist.

So bleiben bei Herzschäden in meiner Praxis in der Regel Diphterinum, Morbillinum und Scarlatinum, weil die anderen Krankheiten des Patienten bereits bei der Behandlung anderer Meridiane therapiert werden.

Diphterinum

Zum Gewöhnen gebe ich meinen Patienten Globuli eines Diphterinum-Stannum-Potenzakkordes für wöchentliche Gaben mit nach Hause. Sie lösen 1 – 3 Körnchen davon in einer Tasse Wasser auf, quirlen mit Holz- oder Glasstäbchen fest um und nehmen ein paar Schluck ein. In der nächsten Woche vertragen sie die Gesamtmenge.

Nach ein paar Monaten bekommen die Patienten in der Praxis Einzelpotenzen von Diphterinum D 200, später C 1000 = M, 10 M oder 50 M, die ausnahmslos gut vertragen werden und das Herz kräftigen. Ich habe meist Herzrhythmusstörungen, Hypo- und Hypertonien und Herzmuskelschwäche zu behandeln.

Jetzt bin ich wegen der oben beschriebenen Hochpotenzwirkung vorübergehend auf KUF-Reihen übergegangen. Man muß nur genau austesten, ob Diphterinum D 5 – 6 bereits vertragen wird. An die KUF-Reihe schließe ich wieder die einzelnen Hochpotenzgaben an oder nach einiger Zeit Eigenblutinjektionen mit Tryptrophan D 5, s. Die Auswahl der geeigneten Therapien.

Morbillinum

Morbillinum löst als Virennosode überall im Körper sklerotische Ablagerungen, auch in den Gefäßen, s. Abschnitte Selen, Viren und Bakterien.

Scarlatinum

Die Scharlachnosode strengt etwas mehr an als Diphterinum und Morbillinum. Die Patienten nehmen die vorübergehende Müdigkeit von 1 – 3 Tagen jedoch recht gelassen hin.

Bis man Scarlatinum D 200 oder M verabreichen kann, müssen die Patienten bereits ausreichend gekräftigt sein, und Scarlatinum genügend lange in mittleren Potenzen und D 30 einmal wöchentlich eingenommen haben. Es gibt sehr gute Erfolge, weil die Nosode außer Herz und Kreislauf, Mandeln, Nieren auch den Magen günstig beeinflußt und vor allem sklerotische Prozesse schnell zu lösen vermag.

Bei drei Patienten gingen unter der Behandlung mit Scarlatinum 3 – 4 cm große plaqueartige Erhebungen oral ab. Sie waren kreisrund und 1 – 2 mm dick.

Erhöhung der Kardika während der Psorabehandlung.

Während der Psorabehandlung benötigen viele Patienten häufigere Gaben ihres Herzmittels oder sogar vorübergehend ein stärkeres.

Viele brauchen auch noch ein paar Tage lang 1 – 2 Gramm Askorbinsäure-Pulver in 2-stündigen Portionen über den Tag verteilt zusätzlich zur Apfel- oder Orangendosis, am besten in Milchprodukten oder in Sojamilch mit Milchzucker oder Honig oder einem Schuß süßen Rahm, einem guten Vitamin-A-Träger, s. Drainage Kapitel Leber, Milz-Pankreas.

Wenn sich die Toxine lösen, sollten die Lebensmittel gegessen werden, nach denen Verlangen besteht. Bei einem zwingenden Grund zum Fasten darf dies nur unter strenger ärztlicher Aufsicht erfolgen.

Mischung zur Infektabwehr

Nach ein paar Wochen Anlaufzeit stärkt diese Mischung die unspezifische Infektabwehr, so daß keine Erkältungen, keine Grippe, Darminfekte u. a. mehr auftreten, oder zunächst in abgeschwächter Form ablaufen.

3 Globuli werden 1 – 2 mal wöchentlich in einer Tasse Wasser gelöst, mit Holz- oder Glasstäbchen fest verquirlt und schluckweise tagsüber eingenommen. Diese Medikation kann über Jahre mit kleinen Pausen angewendet werden und spult dann auch langsam zurück.

Wie die Patienten bestätigen, wird die Lösung gut vertragen, und die Globuli werden von allen Patienten wieder verlangt. Ich fülle die Kügelchen zu 2 – 5 g in Tütchen ab und gebe sie in sehr vielen Fällen zur Grundbehandlung unentgeltlich dazu.

Bei kachektischen Patienten ist zunächst eine Drainage über Leber, Nieren, Lymphe usw. erforderlich, bis man diese sehr schwache Nosoden-Mischung einsetzen kann. Sie wird jedoch in vielen Fällen überraschend schnell vertragen. Bitte austesten!

Wer mit homöopathischen Mitteln arbeitet, kann sich die Stammlösung selbst herstellen, die sehr lange reicht und auch noch nach Jahren gleich wirksam ist, wenn man sie vor dem Auftropfen auf die Globuli aufschüttelt. In einer etwas größeren Flasche werden 2 – 3 Tropfen auf 10 g Globuli getropft oder ca. 20 – 25 Tropfen auf 100 g Globuli, dann wird in Abständen jeweils einige Male kräftig geschüttelt, damit alle Globuli genetzt werden und sie später nicht zusammenkleben. Man läßt sie im geöffneten Gefäß lufttrocknen.

Stammlösung

Botulismus D 12, Bot. D 30 Bot. D 60, Lachesis D 8, Luesinum D 20 Medorrhinum D 30 aa 1,0 dil.

Potenzakkorde aus D 12, D 30, D 200 von: Influenzinum (Grippe), Lyssinum, Pyrogenium, Tetanus (oder Tetanusantitoxin), Staphylo-Streptococcinum aa 1,0. M. f. D.

Rezepturen fertigen Staufen-Pharma und Iso-Werk an. Man kann auch statt den Potenzakkorden die Injeele (Ampullen von Heel) verwenden. Der Alkoholgehalt schwächt sich dann etwa auf die Hälfte ab genügt aber noch zum Haltbarmachen. Man kann auch Grippe forte ab D 6 verwenden.

Magen (7 – 9 Uhr)

Dünndarm (13 – 15 Uhr)

Ich nehme diese Meridiane zusammen weil sie oft gemeinsam an Gastroduodenitiden erkranken und mit verwandten Mitteln behandelt werden können, mit der Nosode Gastroduodenitis und bei Geschwüren mit den Nosoden Ulcus ventrivuli und Ulcus duodeni.

Sehr viele Infektionskrankheiten spielen sich zunächst im Dünndarm ab, um dann zu Leber und Gallenblase und zu Bauchspeicheldrüse und Milz aufzusteigen. Es ist dringend erforderlich, nach der Ursache der Erkrankung zu suchen, um ein im Alter meist inoperables Karcinom zu vermeiden, das sich im Oberbauch aus jahrzehntelangen Gastroduodenitiden entwickeln kann.

Die oben genannten Nosoden sind zwar hilfreich gegen die Beschwerden der Schleimhauterkrankungen, sie genügen jedoch nicht allein zur Ausheilung, sondern müssen verstärkt werden durch die Nosoden der speziellen Krankheiten des Patienten oder der erbmäßig übernommenen Toxine, die immer wieder Schleimhautkatarrhe hervorrufen.

Vor Jahren kam ein Patient, der bereits 1/2 Jahr mit einer massiven Spritzenkur gegen seine Gastroduodenitis behandelt wurde, jedoch immer noch Beschwerden hatte. Er brauchte neben den Entzündungsmitteln dringend

Luesinum. Er hatte das typische Gesicht mit eingefallenem Nasensattel, eine fliehende Stirn und mit knapp 45 Jahren nur noch einen kleinen Haarkranz am Hinterkopf. Er bekam zunächst Luesinum D 20 einmal wöchtlich, dann eine Gabe D 200 und nach der 3. Behandlung waren die Beschwerden verschwunden.

Luesinum ist nach Julien ein königliches Mittel. Es ist eine der stärksten Nosoden. Mit seiner Hilfe kann man vielen chronischen Krankheiten (Folgekrankheiten) eine Wendung zum Bessern geben. Dasselbe gilt für Tuberkulinum. Luesinum beherrscht fast immer tuberkulinische Zustände, die bei geschwächten Patienten nicht mit Tuberkulinum-Nosoden behandelt werden dürfen.

Selen

Da sich kanceröse Prozesse oft von der Magen-Dünndarm-Region ausgehend verbreiten, bringe ich meine Beobachtungen und Gedankengänge an dieser Stelle über Selen, ein interessantes Element, das seit ein paar Jahren gegen Karzinome und Pränkanzerosen in Tiefpotenzen angewendet wird. Gerade bei älteren geschwächten Patienten erweist sich Selen D 6 oder Cefasel (Natriumselenit D 5) oder Protekton mit Vit. E und Magnesium oder Selen Tamany als segensreich, weil man bei diesen Patienten nur noch begrenzt zurückspulen kann.

Die Ursache von sklerotischen Prozessen

Bei Entzündungen verschiebt sich der Ph-Wert von Gewebe, Körperflüssigkeiten und Blut nach der sauren Seite, es gibt eine Acidose. Bei chronischen Krankheiten, die durch Toxineinlagerungen entstehen, auch durch Erbtoxine, tritt allmählich eine Alkalose ein, eine Ph-Werterhöhung, die sklerotische Prozesse zur Folge hat.

Die Endobionten Theorie

Der Mikrobiologe G. Enderlein hat seit 1916 laufend Forschungsergebnisse veröffentlicht, die als Bakterien-Cyklogenie oder Endobionten-Theorie bekannt geworden sind. Bei vielen Krankheiten kann dieser Erreger als Virus, Mikrokokkus, Bakterium, Pilz oder in vielerlei Übergangsformen zwischen diesen Phasen in Erscheinung treten, je nach Milieu oder Lebensbedingungen, die er antrifft, z. B. auch bei Sklerosen oder Krebsen.

Es handelt sich dabei um Phasen eines mikrobiellen Zyklus, wobei in einem toxinbelasteten Organismus oder bei Alkalose die jeweils virulenten Formen entstehen.

Vor 30 Jahren konnte ich diese nach beiden Seiten reversibel ablaufenden Vorgänge selbst mehrfach im Labor von Enderlein in Aumühle beobachten. Auch aus der Bakterienkultur entnommene Kokken verbinden sich nach dem Alkalisieren mit schwacher Natronlauge zu ihrer nächst höheren Form, den Stäbchen.

Überall können bei erhöhtem Ph-Wert im Gewebe Fäden (Fila), Netze, Kristalle entstehen, sogar ab und zu die Dauerform der Sporen, die vereinzelt im Blut von Patienten gefunden werden, deren Krankheiten, bes. oft Tuberkulose, bereits lange Jahre ausgeheilt sind.

Diese Fadennetze und Kristalle lagern sich an die Intima der Gefäßwände an, in Synovia und Gelenkspalten, an die Mucosa des Darmrohres, in Nervenbahnen. Bei manchen Patienten sind die Mehrzahl der Erythrozyten mit Kristallen angefüllt oder sie weisen Vakuolen auf, die zuvor mit Kristallen besetzt waren.

Bei unbehandelten Patienten entstehen nun Arteriosklerose, Kreislaufanomalien, Stoffwechselstörungen oder Obstipation, Arthropathien, Anaemien oder Neuritiden. Diese Prozesse können bis zur Endstation des malignen Tumors ablaufen, wenn bei enorm angestiegener Toxinbelastung in Cysten, Polypen, benignen Tumoren und starker Sklerosierung der Erythrozyten die Sauerstoffutilation zusammenbricht und der Tumor auf anaerobe Glykolyse umschaltet.

Enderleins Endobionten-Therapie

Die kleinsten Formen des Bakterienzyklus können im geeigneten Milieu ihre höheren Formen wieder auflösen.

Auf diesem Gedankengang beruht die Therapie von Enderlein, wenn er etwa einmal wöchentlich 1,0 ml Formisoton D 5 und 1,0 ml Endobiontenaufschwemmung D 5 – 7 injizieren läßt. Am 3. Tag wird ein über Tierpassage gewonnenes Serum aus Aspergillus niger nachgespritzt, das die entstandenen Schlacken und Schlieren noch lösen soll, damit der Kreislauf nicht blockiert wird.

Durch injizierte Endobionten und Ameisensäure entstehen aus den erstarrten höheren Formen dieses Zyklus wieder die kleinsten Formen in großen Scharen. Sie verlassen den Körper über die Ausscheidungsorgane Darm, Niere, Lunge, auch über die Haut, weil sie in so großer Zahl keine Lebensbedingungen mehr finden.

Es muß mit Säuredragees und ähnlichen Präparaten oder einfachem Essig, der verdünnt getrunken wird, gearbeitet werden, um ein sich wieder Ablagern der Endobionten zu verhindern.

Die Therapie mit Selen

Selen in Tiefpotenzen wirkt nun ähnlich wie die Enderlein Therapie und ist wesentlich einfacher.

Bis vor kurzem wurden starke Selengaben unter D 8 als toxisch bezeichnet. Das ist Selen auch geblieben und zwar im sauren Milieu der Entzündungen. Hier ist Selen fehl am Platz. Es wird an Schwermetalle gebunden und abgelagert. Weitere massive Selengaben würden zu weiteren Ablagerungen führen und die Fermente blockieren.

Im alkalischen Milieu der Präkanzerosen und der Malignome jedoch hilft Selen die großen bedrohlichen Netz- und Skleroseformen wieder zu lösen, sogar in verblüffend kurzer Zeit. Günstig beeinflußt werden Obstipation, Arteriosklerose, Hypertonie, Thrombose, Thrombozytenverklumpungen und Tumoren.

Krankengeschichte Frau Ida Schw.

Als die 50jährige Frau Ida Schw. im Juni 1985 zur Behandlung kam, sah sie grau im Gesicht aus und konnte zeitweise kein Essen vertragen. Ihre Eltern waren an Lymphdrüsen- und an Leberkrebs gestorben.

Sie ließ 2 – 3 mal täglich 2 Tabletten Selen D 6 auf der Zunge zergehen und trank viel Wasser. Erst am 12. Tag stellte sich bei ihr eine Inappetenz ein, das Zeichen dafür, daß der Selenbedarf abgesättigt und der Ph-Wert wieder gefallen war. Sie setzte die Selengaben sofort ab, wie ich ihr für diesen Fall geraten hatte und nahm den Rest der 20-Gramm-Packung im Laufe eines Vierteljahres zu Ende, unterstützt durch andere homöopathische Mittel. Seit der Zeit fühlt sich Frau Schw. sehr wohl. Ab und zu nimmt sie etwas Selen ein als Erhaltungsdosis.

Die Selen-Wirkung im alkalischen Milieu

Der Sproßpilz Candida albicans gedeiht im alkalischen Milieu und kann nur unter der Anwesenheit von Selen phagozytiert werden. So muß Selen wohl in der Lage sein, den erhöhten Ph-Wert zu regulieren und dadurch die im alkalischen Milieu zu ihren höheren Formen angewachsenen Symbionten, Viren- und Bakterienformen wieder zu lösen.

Selen und die Blutgerinnung

Die zur Blutgerinnung erforderlichen Thrombozyten sind auch zur Phagocytose fähig. Sie enthalten einen wesentlich höheren Selenspiegel als andere Zellen. Ich vermute, daß die in den Thrombozyten enthaltenen Gerinnungs-(Thrombozyten)-faktoren von Selen solange inaktiv gehalten werden, bis sie bei Verletzung der Thrombozyten ins strömende Blut gelangen. Die ebenfalls ausgetretenen Selenatome müssen nun durch die Calcium-Ionen gebunden werden, damit sie die notwendige Blutgerinnung nicht mehr verhindern können.

Selen und seine Gegenspieler

Bei der Behandlung mit Selen muß man insofern vorsichtig sein, als Selen in Gruppe VI des Periodischen Systems Elemente aus Gruppe II binden kann, was bei Strontium, Radium Cadmium und eventuell Zink in den meisten Fällen erfreulich wäre, jedoch nicht immer bei Calcium, Magnesium und Barium.

Bei Patienten mit Präkanzerosen und bei alten Patienten in bereits fortgeschritteneren Stadien werden die Selengaben mit kleinen Pausen fortlaufend vertragen.

In leichteren Fällen stellt sich manchmal nach 2 – 3 Tagen bereits eine Unpäßlichkeit mit Appetitmangel ein, was jedoch niemals zum Fasten ausgenutzt werden darf, weil sonst, wie oben beschrieben, Störungen im Fermenthaushalt entstehen würden.

Die Selentherapie ist zwar eine unspezifische Therapie, hat jedoch den Vorteil, daß sie ohne Nebenwirkungen gut vertragen wird, wenn sie vorsichtig eingesetzt wird. Ich lasse oft anfangs nur einmal täglich 15 Tropfen Cefasel einnehmen und steigere langsam, oder als Erhaltungsdosis jeden 2 Tag einmal 15 Tropfen.

Bei kräftigen Patienten kann man auch eine leichte rückspulende Therapie nebenher laufen lassen, wie folgende Krankengeschichte zeigt.

Selen in Tiefpotenzen und Manganum peroxydatum (oxydatum) D 3 (Boericke) ergänzen sich sehr gut in der Wirkung bei Präkanzerosen und Karzinomen.

Frau Anna B., 74 J., nahm 1986 plötzlich schnell ab und sah sehr schlecht aus. Es wurde ein kanzeröser Herd in der das ganze Leben bestehenden linksseitigen Struma entdeckt, der umgehend bestrahlt werden mußte. Frau B. war immer noch eine kräftige Frau, die die radioaktive Bestrahlung gut überstand. Anschließend kam sie in meine Behandlung.

Nach den Bestrahlungen erhielt sie am 18. Nov. 86 eine große Dosis ihrer Konstitutionsmittel Sepia und Natrium mur. beide 10 M oral und fest in beide Ellenbeugen eingerieben. Zu Hause nahm sie mehrmals täglich Tryptophan D 4 ein und rieb sich damit auch die gut zurückgegangene Struma ein. Im täglichen Wechsel ließ sie je 2 Tabletten Mangan oxyd. D 3 auf der Zunge zergehen oder nahm 2 x 15 Tropfen Cefasel nach dem Essen ein. Außerdem trank sie Leber- und Nierentees.

Ein- bis zweimal wöchentlich rieb sie sich ein paar Tropfen der Nosoden Morbillinum, Nephritis und Chron. Colitis alle in D 5 in die Ellenbeugen ein. Als sie am 20. 1. 87 wieder zum EAP-Test kam, hatte sie inzwischen 2 kg zugenommen und war ausgeruht und zufrieden. Ihre Angst hatte sich wieder gelegt.

Am 20. 1. 87 erhielt sie die gleiche Potenz von Sepia und Natrium mur. Die 10 M hatte also ungefähr 2 Monate gewirkt. Sie nimmt nun die Nosoden Morbillinum, Nephritis, chronische Colitis 3-mal wöchentlich und an den freien Tagen getrennt je zweimal Mangan oxy. D 3 und Cefasel.

Im Frühjahr möchte ich eine leichte Eigenblutbehandlung mit Tryptophan D 5 beginnen, s. Kapitel: Die Auswahl der geeigneten Therapie.

Durch höhere Selenpotenzen (D 15 – 30 – 60 – 100) kann das an Schwermetalle gebundene, abgelagerte Selen wieder gelöst und seiner Bestimmung zugeführt werden: Schutz der Membranen vor Schädigungen durch aggressive Oxidantien. Befreiung der Zellen von im Fettabbau entstandenen sich an die Zellwand anlagernden Wasserstoffperoxiden, Unschädlichmachen von Erregern. Selen behauptet stets einen vorrangigen Platz in der Homöopathie als großes Schwächemittel bei Neurasthenikern, Heiserkeit der Sänger, massivem Haarausfall, chronischer Obstipation und vielen anderen Symptomen.

Blase (15 – 17 Uhr)

Niere (17 – 19 Uhr)

Selbst wenn die Niere nicht entzündet ist, so kann sie doch im Mutter-Sohn-Kreis durch die Lunge gestaut und durch die Leber zurückgestaut werden. Auch der Magen kann über den Ko-Kreis seine überschüssige Energie zur Niere lenken.

Damit in diesen Fällen die Ausscheidung der harnpflichtigen Stoffe nicht stagniert, sollte neben den Entzündungsherden in anderen Segmenten auch der Niere Aufmerksamkeit geschenkt werden.

Nieren und Blasenmittel

a) Schüßlersalze

Die meisten Schüßlermittel arbeiten sehr gut in der 6. Dezimalpotenz, weil sie in ähnlicher Konzentration im menschlichen Blut und Gewebe vorhanden sind.

Zur Stoßtherapie werden Kalium chlor., Magnesium phos. und Natrium phos. auch in D 3 verwendet. In niedrigen Potenzen wirken die Kationen stärker, also Kalium, Magnesium, Natrium. Problemlos wirken diese Salze in D 6.

Das **Hauptnierenmittel ist Natrium muriaticum.** Es regelt den Wasserhaushalt, läßt sich also bei Harnverhaltung, bei wässrigen Sekreten wie Fließschnupfen einsetzen. Ab D 12 und in D 30 sorgt es dafür, daß nicht zu viel Wasser über die Niere ausgeschieden, sondern ein angemessener Teil in den Darm gelenkt wird.

Kalium sulf. mit **Beziehung zur Leberzelle** sorgt für die Harnstoff- und eitrig-gelbe Schleimausscheidung.

Natrium phos. D 6, **ist das Hauptmittel bei Übersäuerung** gleich welcher Genese. Es hilft also bei allen Entzündungsprozessen und Rheuma, auch bei einer ernährungsbedingten Übersäuerung.

Silicea D 6 – 12 wird oft als Begleiter von Kalium sulf. oder Natrium phos. eingesetzt **zur Heilung eitriger Prozesse.**

Kalium chlor. D 6, ist das Mittel, das **dickflüssiges Blut und andere zähe**

Sekrete ausscheidungsfähig macht. Es bessert also auch Varizen, Thrombophlebitis, Hämorrhoiden, Arteriosklerose und verflüssigt zähen Schleim.

Ferrum phos. ist das Entzündungsmittel, das, wie ich im Kapitel Herz beschrieb, allgemein bei Entzündungen und Rötungen massiv eingesetzt werden kann.

b) Homöopathische Nierenmittel

Ausgezeichnete Blasen- und Nierenmittel bei bereits länger bestehenden Entzündungen sind **Balsam Copaivae D 3** und **Pareira brava D 2 – 3, Perubalsam D 2 – 6**, die auch allen chronischen Bronchitiden entgegenwirken. **Chimaphila D 2** wirkt gut bei schweren Cystitiden mit Harnverhaltung, so daß gepreßt werden muß, hat jedoch auch Beziehung zum Pankreas. Ich bringe bei Milz-Pankreas eine Beschreibung über Chimaphila.

Bei den meisten dieser Mittel sollte der alkoholische Auszug der wässrigen Zubereitung vorgezogen werden.

Chimaphila wirkt gut in der spagyrischen Zubereitung, die einer D 4 entspricht mit der Indikation: Chronischer Nierenbecken- und Blasenkatarrh; Harn übelriechend mit schleimig-eitrigen Beimengungen, wirkt harntreibend.

Auch **Ononis spinosa** wirkt spagyrisch als Diureticum über die Nieren ableitend bei Wassersucht, Ablagerungen und Steinbildung. Es läßt sich noch bei Harnsäure-Flechten, Ausschlägen und Gallensteinen einsetzen. Ich bin mit der spagyrischen Essenz vom Iso-Werk sehr zufrieden. Auch die spagyrischen Kompositum-Körnermittel dieser Firma leisten als Erhaltungsdosis bei Patienten mit geschwächten Organen sehr viel.

c) Nosoden

Zu Anfang einer urologischen Behandlung sind ein paar einfache Nosoden sehr hilfreich, bis sich die eigentliche Ursache zeigt. **Nephritis, Nephrose, Cystitis, Pyelitis,** bzw. **Cystopyelitis, Morbilinum.** Sie strengen in D 5 – 6 nicht an. Auch Zwischengaben von D 100 werden gut vertragen. **Scarlatinum** wirkt stärker s. Kapitel Herz.

Nephritis

Selbst, wenn keine manifeste Nephritis diagnostiziert wurde, hilft die Nosode Nephritis doch in wenigen Tagen bei akuten Erkältungen so gut, daß die angeschlagenen Nieren wieder arbeiten und es keine Folgekrankheiten gibt wie Bronchitis, Rheuma oder Hautaffektionen. Auch Patienten, die an einer chronischen Cystopyelitis leiden, benötigen bei einem plötzlichen Kältereiz der Nieren die Nosode Nephritis. Es gibt auch die Nosode Pyelonephritis.

Cystopyelitis

Cystopyelitis ist eine sehr zuverlässige Nosode bei Harnleiterschmerzen, Schmerzen beim Wasserlassen, Harninkontinenz und Bettnässen, auch wenn letzteres durch gynäkologische Senkungen verursacht ist. Ebenso zuverlässig wirkt die Nosode bei haematogenen und über den Lymphweg verschleppten Nierenbeckenentzündungen. Meist sind durch aufsteigende Bakterien Blase und Niere betroffen. Andernfalls können die Einzelnosoden Cystitis oder Pyelitis gegeben werden.

Obige Nosoden passen zu homöopathischen Einzelmitteln so gut wie zu Komplexmitteln.

Cystopyelitis D 400, ist die höchste Potenz der Staufen-Pharma. Sie wird von vorbehandelten Patienten als sehr hilfreich empfunden, auch wenn sie bei schwelenden Entzündungen oft nur 5 – 14 Tage wirkt.

Blasenpolyp

Blasenpolypen gehören bereits zu den Präcancerosen. Man tut gut daran, bei langjährigen Blasenerkrankungen 1 – 2 mal wöchentlich ein paar Tropfen dieses Mittels in D 8 – 12 zur anderen Medizin dazuzugeben. In der Regel benötigen die Patienten laufend Medorrhinumgaben. Zu empfehlen wäre entweder Cefasel zusätzlich oder die am Patienten ausgetestete Viren-Nosode. Scarlatinum ergänzt meist Medorrhinum. So lassen sich die Blasenpolypen wieder zurückspulen, siehe Vieren-Nosoden in Tiefpotenzen.

Medorrhinum (Gonoccocinum)

Diese Nosoden sind verschiedene Zubereitungsformen. Medorrhinum wird aus Absonderungen hergestellt und wirkt milder. Es ist ein häufig gebrauchtes urologisches Mittel und auch bei Gallenblasenerkrankungen indiziert, wenn Gonoccocen auf dem Blutweg dorthin verschleppt werden.

Bei einem geschädigten Terrain kann Medorrhinum, rechtzeitig gegeben, vor Karzinomen schützen.

Es ist das ganz große Mittel gegen Suchten, wie auch Künzli in einem Vortrag über Medorrhinum betonte.

Ein sicheres Erkennungszeichen sind Warzen, die aber schon wieder verschwunden sein können. Manchmal ist es nur eine Warze.

Ohrensausen – Schwindel

Da Blase und Ohr eng zusammenhängen, wirkt Medorrhinum mit Luesinum zusammen, meist in gleicher Potenzhöhe, verblüffend schnell bei Ohrensausen und Meniere'schem Schwindel. Bei alten Patienten über 80 Jahre kann man Medorrhinum noch bis zur D 30 geben, Luesinum nur noch bis D 18 oder 20. Erst wiederholen bei Verschlimmerung! Manchmal zeigt der EAP-Test an, daß die beiden Mittel nicht mehr vertragen werden. Bei noch älteren Patienten würde ich die Medikation überhaupt nicht mehr anwenden.

Meine jetzt 94jährige Nachbarin hat bis zu ihrem 92. Lebensjahr neben ihrem Konstitutionsmittel einmal im Monat ein paar Tropfen Luesinum D 20 und Diphterinum D 30 vertragen, nur percutan fest eingerieben. Dann gab es beim Test EAV einen Zeigerabfall, der die beiden Mittel verbot.

Bei Patienten von 40 – 65 Jahren paßt Luesinum manchmal noch D 60 – 100, Medorrhinum, das besser vertragen wird, auch höher.

Jüngere Patienten vertragen noch Hochpotenzen von beiden Mitteln. Dann kann das Symptom Ohrensausen, Schwindel für Jahre oder ganz verschwinden.

Erkältungen

Kalte Füße schwächen die Niere und kalte Knie die Blase. Man kann mit den Fäusten die Nierengegend reiben, wenn man doch einmal zu leicht angezogen ist, durch alle Kleidung hindurch und sofort zu Hause die Nierenmedizin einnehmen oder den Nierentee trinken und ein warmes Bad nehmen. Beim anschließenden kalten Abduschen muß die Nierenzone im Rücken, das "Kreuz", ausgelassen werden, denn eine kranke Niere ist gegen Kältereize sehr empfindlich.

KS = Meister des Herzens (Kreislauf-Sexus 19 – 21 Uhr)
3E = Dreifacher Erwärmer (21 – 23 Uhr)

Diese beiden Meridiane, auch kleines Feuer genannt, weil sie an das große Feuer Herz – Dünndarm angegliedert sind, entsprechen in ihrer Stellung im Schema der 5-Elementen-Lehre dem Herzen – KS und dem Dünndarm – 3E. Sie vertreten Funktionskreise, die umfassender als unser Kreislaufsystem sind.

Der Yang-Meridian Dreifacher Erwärmer ist verantwortlich für den Zustand bei Arterien und Venen. Er kann durch nervale und psychische Einflüsse gestört werden. Ihm unterliegen die Regulation von 1)Atmung und Kreislauf, 2)von Nahrungsaufnahme und Verdauung, 3)des Urogenitalsystems und der sexuellen Kraft. Entgleisungen in diesem Meridian verursachen Überregbarkeit und Spasmen.

Dem Yin-Meridian Meister des Herzens ist die Regulation des strömenden Blutes unterworfen mit seinen endokrinen und serologischen Bestandteilen, sowie den Stoffwechselprodukten. Auch ein großer Teil der Oxydationsvorgänge unterliegen ihm.

Der **Gallenblasenmeridian** gibt Auskunft über verschiedene Leberfunktionen. Die Leber produziert und verstoffwechselt ja z. B. auch das Cholesterin, die Ausgangssubstanz von verschiedenen Hormonen und Gallensäuren, die alle das Steranskelett gemeinsam haben. Daher kann eine hormonelle Störung auch über den Gallenblasenmeridian beeinflußt werden.

Zur Heilung einer Dysregulation in diesen beiden Kreislauf-Meridianen sind außer der Grundbehandlung der Krankheitsursachen hauptsächlich innervierende und regulierende Mittel für Kreislauf und Hormone erforderlich. Gerade auf diesem Gebiet kann eine homöopathische Behandlung segensreich wirken mit ihrem großen Repertoire an Stauungen- und Spasmen-lösenden Arzneien, sowie an hormonähnlichen Mitteln, die auch in entsprechenden Potenzen die Psyche der Patienten wieder heben.

Homöopathica bei erhöhter Viskosität

Hierzu gehören die Schlangen-, Spinnen-, Bienengifte und seit ein paar Jahren Selen in tiefen Potenzen.

Aranea ixobola ab LM XII und höher

Fast die Hälfte meiner Patienten benötigt dieses Mittel so lange, bis ihre Behandlung so weit fortgeschritten ist, daß es keine Stauungen und auch keine seelischen Verkrampfungen mehr gibt. Im Durchschnitt genügt es, einmal täglich 3 – 5 Tropfen Aranea ixobola im ganzen Mundbereich einzuspeicheln.

Patienten, die nicht gern so viel Medizin einnehmen reiben sich je 2 – 3 Tropfen fest in beide Ellenbeugen ein. Die Wirkung und Wirkungsdauer sind bei beiden Applikationsarten nicht von der Injektion zu unterscheiden.

Aranea ixobola wirkt in LM-Potenzen wesentlich besser und ist in dieser Zubereitungsform in Westdeutschland nur erhältlich bei Arcana-Gütersloh.

Lachesis

Lachesis wirkt nicht nur als Konstitutionsmittel außerordentlich gut, sondern auch bei anderen Patienten mit Wetterfühligkeit, Gefäßstörungen, Muskelverkrampfungen und oft sehr verhärteten rheumatischen Ablagerungen.

Ich bin jedesmal wieder erstaunt darüber, daß nach positivem EAV-Test wenige Tropfen Lachesis M oder 10 M steinhartes Gewebe durch kurze intensive Einreibung butterweich machen.

Bei Verspannungen oder Gefäßstörungen genügt es, Lachesis peroral zu geben oder percutan in die Ellenbeuge einzureiben, besser noch über beide Stellen einzuschleusen.

Ein 60jähriger Patient wollte sich wieder Akupunkturnadeln gegen das Reifengefühl um ein Kniegelenk stecken lassen. Ich probierte es diesmal mit dem als passend ausgetesteten Lachesis 10 M peroral und percutan über die Ellenbeuge. Bis ich nach 10 Minuten die andere Medizin ausgetestet hatte, war die Stauung verschwunden.

Hormonstimulierende Homöopathica

Hierzu zählen bekannte Mittel wie Pulsatilla, Sepia, Lachesis, Cimicifuga, Ambra, Crocus sat. und viele andere. Anfangs regen Tiefpotenzen D 3 – 6 die Hormonproduktion zuverlässiger und schneller an. Zur weiteren Regulation bewähren sich dann hohe und höchste Potenzen vieler dieser Mittel besser.

Zu Anfang der Behandlung ist auch das Konstitutionsmittel für den Patienten sehr hilfreich, weil es oft schon die Funktionen im gesamten Körper ausgleicht.

Pulsatilla, Sepia und Lachesis zählen zu den Konstitutionsmitteln. Doch ergänzen sie andere Konstitutionsmittel auf hormonalem Sektor gut wie z. B. Calcium carb., Stannum, Aurum. Natrium mur. wird durch Sepia ergänzt.

Sepia und Pulsatilla bewähren sich gut während einer Psoratherapie, wenn die Patienten verdrießlich oder weinerlich werden.

Halonierte Augen bessern sich auf Sepiagaben, auch auf häufige Gaben von Crocus sat., 2 – 3 Tabletten D 6 oder 15 Tropfen pur, 5 mal täglich lange im Mund behalten. Es gibt sehr schnell wieder Kraft. Evtl. müssen zunächst A–E–Mulsin oder Rovigon oder andere Vitamin–A–E–Präparate eingesetzt werden. Ähnlich wirken die Vit-organ-Dilutionen, die einer D 6, 9 und 12 entsprechen von Materne Placenta.

Wenn Calcium phos. konstitutionell paßt, bringt D 200 die verspätete Menses zum Durchbruch, während Calcium phos. D 6 bei allen Frauen zu lange Blutungen stillt (erst ab 4. Tag einsetzen).

Calcium phos. D 6 ist auch beim Nasenbluten der Kinder ein zuverlässiges Mittel. Es dichtet in dieser Potenz die Zellmembranen der Erythrocyten ab.

Cimicifuga

Cimicifuga wirkt sehr gut und schnell in Tiefpotenzen (Remifemin) bei durch Fehlstellung der Halswirbelsäule verursachten Beschwerden und bei intercostalem Rheumatismus und noch vielen anderen Symptomen, die mit mangelhafter Hormonproduktion zusammenhängen.

Ambra

Ambra D 3 kräftigt kachektische Patienten. Oft ist bei diesen Patienten Kalium carb. das Konstitutionsmittel und hilft dann in D 6 zusätzlich zu Ambra, die Patienten aufzubauen.

Oxydation – Reduktion

An den Kreislaufmeridianen kann man sehr gut erkennen, wie kleine Veränderungen große Wirkungen zeigen.

Was den Hormonstoffwechsel betrifft, wird der Steran-Ring durch wenige variable Anfügungen oder Veränderungen von O-, H-, C-Atomen oder CH_3- oder OH-Gruppen zum Östrogen oder Gestagen oder zum Testosteron.

Laufen die Oxydations- und Reduktionsvorgänge schwach oder fehlerhaft ab, so macht sich das nicht nur in der ungenügenden Sauerstoff-Aufnahme der Zelle bemerkbar, sondern auch in der mangelhaften Produktion der Hormone.

Bei manchen homöopathischen Mitteln verändern die verschiedenhohen Potenzen das Spektrum des Wirkungskreises, wie wir zuvor an Calcium phos. D 200 und D 6 sahen. Crocus sat. D 6 wirkt stimulierend auf das Gestagen-Hormon, dagegen Crosuc sat. D 3 auf die Östrogen-Hormon-Gruppe.

Ähnliche Beobachtungen könnte man bei vielen homöopathischen Mitteln machen.

Beziehungen von KS und 3E zu anderen Meridianen

Nach dem Schema der 5-Elementen-Lehre wird uns klar, welchen umfassenden Einfluß das Meridian-Paar KS und 3E in physiologischer und pathologischer Sicht hat:

Im Mutter-Sohn-Kreis:	Galle	3E	Magen
	Leber	KS	Milz-Pankreas
Im Ko-Kreis:	Niere	3E	Lunge
	Blase	KS	Dickdarm

In vielen Fällen lassen sich Organstörungen durch Kreislaufmittel wieder ordnen, wenn die Innervierung ungenügend war. Es gibt auch Organmittel mit Wirkung auf den Kreislauf wie z. B. Iberis amara s. Leber.

Gallenblase (23 – 1 Uhr)

Leber (1 – 3 Uhr)

Die Stellung der Leber im Ko-Kreis:

Dickdarm	Leber	Magen

der Gallenblase im Ko-Kreis:

Lunge	Galle	Milz-Pankreas

im Mutter-Sohn-Kreis:

Blase	Galle	Dünndarm
Blase	Galle	3E
Niere	Leber	Herz
Niere	Leber	KS

Im Ko-Kreis

Vermehrte Fäulnisprodukte vom Dickdarm stauen die Leber hämotogen.

Bei Erkrankungen der Lunge können Bakterien ebenfalls über den Blutweg zur Galle verschleppt werden. Ein bekanntes Beispiel: verschleppte Tuberkelbakterien werden in der Gallenblase eingekalkt. Es entstehen Gallensteine. Früher wurden diese Steine von geschickten Homöopathen mittels Tuberkulinum D 30 gelöst. Bei der heutigen Umweltbelastung wird die Kur nicht mehr vertragen und das Wagnis, daß eine alte Tuberkulose aufbrechen könnte, ist viel zu groß. Wenn die Gallenblase über längere Zeit systematisch mit homöopathischen oder Pflanzenmitteln behandelt wird, erreicht man in den meisten Fällen, daß sie sich großenteils wieder mit Galle füllt und kontrahiert und die Gefahr eines späteren Gallenblasenkarzinoms gebannt ist. Ausgußsteine müssen selbstverständlich operativ entfernt werden.

Im unbehandelten tuberkulinischen Terrain tritt allmählich eine Schwächung des Gallenblasenmeridians ein, und die Energie fließt verfrüht zum 3E weiter und staut ihn. Gefäßspasmen können dann über eine Minderdurchblutung der Gelenke allmählich Arthrosen auslösen. Viele Polyarthritiden sind im tuberkulinischen Terrain entstanden.

Im Mutter-Sohn-Kreis

Auch bei bakteriellen Erkrankungen der Blase können die Keime hämatogen zur Gallenblase gelangen und dort eingekalkt werden. Wiederum kann der 3E durch Energiestauungen später Arthrosen verursachen, z. B. die Gonarthrose.

Leber und Niere hängen über die Harnstoffbildung der Leber eng zusammen, so daß eine überlastete Leber die Niere zurückstauen und eine Entzündung verursachen kann.

Läuft bei einer Leberschwäche die Energie zu schnell weiter, so wird sie das Herz stauen oder den KS.

Umgekehrt kann das erkrankte Herz auch die Leber zurückstauen.

Wie ich bereits bei den Organbeziehungen im Einleitungskapitel andeutete, kann die angestaute Energie im Dünndarm die Gallenblase im Mutter-Sohn-Kreis rückstauen. Bei vielen Infektionskrankheiten stoßen die Erreger durch die Rachenpforte bis zum Dünndarm vor, vermehren sich hier und dringen dann weiter voran bis zur Gallenblase.

Suche nach der Ersterkrankung

Nach Entzündungen und Stauungen im Leber-Galle-Bereich bleiben meist unklare Beschwerden zurück. Doch läßt sich mit Hilfe der 5-Elementen-Lehre die Suche nach dem erkrankten Organ einschränken und mittels der EAV die Auswahl der homöopathischen Mittel einschließlich der Nosoden treffen.

Leberbezügliche Nosoden

Einschließlich der Erbnosoden des Patienten sind bei der Behandlung meist mehrere Nosoden erforderlich. Es ist ratsam, mit den schwächeren Nosoden zu beginnen und die ehemals durchgemachte Gelbsucht oder Leberentzündung des Patienten oder seiner Vorfahren erst anschließend zu behandeln, damit der bereits gut gekräftigte Patient keine stärkere Erstverschlimmerung mehr zu befürchten hat.

Nosode Hepatitis

Diese Nosode ist gut verträglich. Sie läßt sich schon bald nach Behandlungsbeginn einsetzen, sogar in Zwischengaben von D 100.

Nosode Fleckfieber

Die Nosode Fleckfieber ist etwas anstrengender, eignet sich jedoch noch in einer KUF-Reihe zum Zurückspulen, wenn die höheren Potenzen in größerem Abstand verabreicht werden.

Ich teste Fleckfieber häufig aus, sogar bei Kindern, deren Vater oder Großvater im letzten Krieg waren.

Fleckfieber ist auch manchmal bei einer Gürtelrose die Krankheitsursache.

14-tägige Gaben eines Potenzakkordes oder einer D 15 werden gut vertragen, wenn sich der Patient wegen einer zu weiten Entfernung längere Zeit selbst versorgen muß.

Nosode Leptospirosis inct. hae.

Leptospirosis ict. hae. wirkt wiederum stärker, wird jedoch nach vorheriger Gewöhnung von Einzelgaben einer D 15 wie bei Fleckfieber nach ein paar Monaten einmal alle 4 Wochen in D 200 vertragen.

Ich habe in den letzten 10 Jahren immer wieder die gleiche merkwürdige Beobachtung gemacht, daß sich die beiden letzten Nosoden wechselseitig alle paar Monate ablösen. Vielleicht gehören sie demselben Bakterienzyclus an? Das könnten nur bakteriologische Versuche klären, was jedoch für die Behandlung nicht wichtig ist.

Nosode Malaria

Die Malaria-Nosode habe ich in meiner letzten Broschüre in der Krankengeschichte eines Bauern und dessen Sohn beschrieben. Der Vater als Träger der Malariaplasmodien, der an fortwährenden Fieberschüben im Abstand von ein paar Wochen litt, ist nach 4-jähriger Behandlungszeit seit 7 Jahren beschwerdefrei geblieben. Er will auch keine Erhaltungsdosis der Malarianosode mehr einnehmen.

Ich habe die Malarianosode schon öfter ausgetestet, doch hatten die Patienten keine akuten Symptome mehr. Der eine Patient leidet an schweren Arthropathien. Ein anderer Patient mußte mehrfach operiert werden, weil immer wieder andere Organe betroffen waren. Jetzt im Alter geht es ihm gut.

Noch viele Krankheiten können die Leber schädigen. Ich habe hier nur die Nosoden beschrieben, die ich, wenn keine besonderen Lebersymptome vorliegen, nach der Behandlung anderer Organsysteme dann noch öfter am Gallenblasen- und Lebermeridian austeste. Es sind meist Erbnosoden.

Drainage

Da die Leber im Entgiftungsmechanismus unseres Körpers eine zentrale Stellung einnimmt, sollte man sie, auch wenn sie nicht selbst erkrankt ist, während einer Psoratherapie stützen. Es gibt gute homöopathische Mittel, teils aus Pflanzenauszügen zubereitet, teils gehören sie der homöopathischen Gruppe der biochemischen Mittel nach Schüßler an oder sind aus anderen Salzen oder Metallen hergestellt, die teils leberspezifisch wirken oder bei anderen Indikationen auch die Leber günstig beeinflussen.

Biochemie nach Schüßler

Mit den Schüßlermitteln kann man neben der anderen notwendigen Therapie die schnell wechselnden Symptome bei einer Psoratherapie günstig beeinflussen und die Therapie jeweils kurzfristig auf den Patienten abstimmen.

Dosierung

Von jedem Schüßlermittel sollten 2 – 4 Tabletten zusammen gelutscht werden, damit sie genügend vom Körper registriert werden. Es sollte auch viel getrunken werden, denn die Salze wirken nur, wenn sie in den Körperflüssigkeiten gelöst sind. Ist das Flüssigkeitsangebot zu gering, so können die Salze z. B. bei Luftdruckabfall zum Teil ausfallen und es gibt wieder Beschwerden wie Rheuma oder Verkrampfungen oder Kopfschmerzen oder ähnliches.

In vielen Fällen bessert eine Gabe der Mittel etwa 2 – 3 Stunden lang. Jedoch kann man sie zuerst unbedenklich alle paar Minuten einnehmen lassen, bis die Besserung einsetzt und dann die Einzelgaben auseinander ziehen. Wenn genügend Wasser getrunken wird, kann die Therapie mit den biochemischen Salzen nach Schüßler nie zu stark wirken, weil die meisten dieser Salze in einer Verdünnung im Körper gelöst sind, die einer D 5 – 7 entspricht. Bei massiver Dosierung kann die Einnahme der Salze bereits als Substitution angesehen werden.

Natrium sulf. und Kalium sulf.

Beide Salze, die meist in der biochemischen Zubereitung nach Schüßler in D 6 verordnet werden, haben durch die Sulfurkomponente Beziehungen zu Leber und Galle.

Natrium beherrscht die extrazellulären Flüssigkeiten und hat daher als Natrium sulf. einen regulierenden Einfluß auf die Konsistenz und den Fluß der Galle. Auch Blähungen (Roemheld) können durch Natrium sulf. behoben werden.

Weil Kalium hauptsächlich intrazelluläre Aufgaben hat, beeinflußt es als Kalium sulf. die Leberzelle und kann bei der Drainage zur Verstärkung der Entgiftung und der schnellen Ausscheidung herangezogen werden.

Ich gebe im Folgenden ein paar Indikationen in Stichworten an und einige häufige Kombinationen, die sich zur Drainage eignen, die jedoch am Patienten ausgetestet werden sollten.

Man kann die Salze leicht einsetzen, wenn man sich von jedem ein kleines Mittelbild, ein paar charakteristische Symptome einprägt von Hautfarbe, Beschaffenheit der Ausscheidungen wie Schleim, Eiter, Schweiß, Urin, Stuhl, Ausschlag und von den Schmerzsymptomen. Eine Tabelle in Stichwortform ist anfangs ein sehr guter Helfer, bis sich die Einzelheiten eingeprägt haben.

Beginn der Drainage

Es ist oft ratsam, die Drainage bei einer Psoratherapie mit **Ferrum phos. D 6** und meist auch noch einem Calciumsalz wie **Calcium phos. D 6 oder carb. D 6**, zu beginnen. Denn da die chronische Krankheit jetzt portionsweise in ihren akuten Zustand überführt wird, weil sie nur so ausheilen kann, gibt es wieder Entzündungsprozesse, die sehr viel Eisen benötigen, zunächst auch Calcium. Calcium phos. dichtet die Zellmembranen ab, so daß die frei gewordenen Toxine die Zellen nicht schädigen können. Dann kann man mit den konstitutionell angezeigten Natrium-, Kalium-, Magnesium-, Lithiumverbindungen nachgehen, evtl. auch bei nervlich belasteten Patienten mit **Zink. Ferrum phos. D 6** kann meist während der ganzen Therapie dazu gegeben werden. Wenn mehrere Salze angezeigt sind, können sie gleichzeitig gegeben werden mit Ausnahme der **Antidote Magnesium ---- Ferrum oder Calcium.**

Ferrum phos. D 6	Entzündung 1. Stadium
Calcium phos. D 6	Wächserne Haut, glasiger Schleim
Calcium carb D 6	Häufige Schweiße auch beim Essen, Verlangen nach Eiern, Milchunverträglichkeit
Silicea D 6	Eiterungen, Arterienverkalkung, Hautjucken, Haarausfall, nach Keuchhusten und Tbc, keine Silicea-Hochpotenzen geben!
Kalium chlor D 6 oder D 3	Entzündung 2. Stadium, faserstoffhaltige grau-weiße Absonderungen, Blutwasserausschwitzungen (Oedeme), Stockschnupfen, grau-weiß-belegte Zunge
Kalium sulf. D 6	3. Entzündungsstadium, gelbschleimiger Fließschnupfen, Hautjucken, Beziehung zur Leber
Natrium sulf. D 6	drainiert über das Gewebswasser, Beziehung zu Leber, Galle, Pankreas
Natrium phos. D 6 oder D 3	alle Ausscheidungen riechen sauer, löst Harnsäure, Rheuma, Ischias, Gelbsucht, Nierenentzündung
Natrium mur. D 6 oder höher	regelt Wasseraufnahme und -ausscheidung, Fließschnupfen, Bläschenausschlag, Tränen- und Speichelfluß, aufgedunsen, Kältegefühl neben der WS und in Händen und Füßen
Magnesium phos. D 6 oder D 3	Krämpfe aller Art, danach wechselnde u wandernde Schmerzen, Magen-, Gallen-, Nierenkolik, Blähungen, Hautjucken, Frieren
Kalium phos. D 6 oder höher	Nährsalz bei Erschöpfungszuständen von Körper und Geist, Platzangst, Herz-, Muskelschwäche, Lähmungsgefühl, Gedächtnisschwäche, Neurasthenie.

Silicea kann auch fast zu allen anderen Salzen dazugegeben werden, jedoch nicht zu den Mitteln, die in der gleichen Gruppe im Periodischen System stehen wie Stannum, Germanium, Plumbum. Ob Silicea zu den Carbonverbindungen paßt, muß ausgetestet werden.

Kombinationen

Ferrum phos. D 6 mit Calcium phos. D 6 / Anfangsmittel (evtl. noch Silicea oder Kal. chlor. D 6)
Ferrum phos. D 6 mit Calcium carb. D 6 / Anfangsmittel
Ferrum phos. D 6 mit Silicea D 6 und Rhus tox. D 6 / Homöopath. Messer
Kalium sulf. D 6 mit Silicea D 6 / Fördern Entgiftung und Ausscheidung
Natrium phos. D 6 mit Silicea D 6 / Ausscheidung von Harnsäure
Magnesium phos. D 6 mit Silicea D 6 / Hautjucken alter Leute
Kalium chlor. D 3 mit Ferrum phos. und Silicea D 6 / Varizen, Hämorrhoiden

Variköser Symptomkomplex

Ferrum phos. und Kalium phos.

Zum Tonisieren der Gefäße eigenen sich gut Ferrum phos. D 6 und Kalium phos. D 6 zusammen eingenommen. Es ist nicht ratsam, Ferrum phos. D 3 einzusetzen, auch nicht, wenn man Eisen substituieren möchte. Es gibt manchmal halonierte Augen und wirkt nicht so ausgleichend wie Ferrum phos. D 6, das in dieser Potenz die Gefäße strafft und den Eisenstoffwechsel reguliert, wenn es einige Monate eingenommen wird.

Zur Eisensubstitution eigenen sich besser Ferrum sulf. D 3 oder Ferrum citricum.

Natrium-silico-fluor und Magnesium fluor

Bei leberbedingten venösen Stasen verordne ich gern im täglichen Wechsel Natrium-silico-fluor und Magnesium fluor beide in D 6.

Natrium-silico-fluor muß nach **Boericke** vorsichtig gebraucht werden. Es ist Salufer und kann als Krebsmittel und bei Knochenerkrankungen, Karies, Lupus, Ethmoiditis eingesetzt werden. Ich lasse nur jeden 2. Tag 1 – 2 mal eine Tablette davon in D 6 lutschen und am dazwischenliegenden Tag 2 mal 2 Tabletten Magnesium fluor D 6 ebenfalls lutschen.

Es gibt nach 3 – 6 Monaten gute Erfolge bei Varikosis, Hämorrhoiden und Senkungen, wenn die Tabletten neben der anderen pflanzlichen oder homöopathischen Therapie vor- und nachmittags eingenommen werden.

Andere Mittel, die schwaches Gewebe straffen, sind Calcium fluor D 6 mit Silicea D 6, Sepia D 6, Stannum D 6, die Calciumsalze, Natrium carb. und chlor und andere.

Pflanzliche Leber-Galle-Mittel

Chelidonium (Spasmen)

Chelidonium hat als einheimische Papaveracee eine schwach zentral beruhigende Wirkung. Es wirkt jedoch nicht analgetisch oder lokalanaesthetisch, sondern übt einen spasmolytischen Einfluß auf Darm und Bronchien aus, auch auf die Herzkranzgefäße bei Angina pectoris.

Chelidonium ist ein gutes Mittel bei Gallensteinen und -koliken, es hat auch eine leicht blutzuckersenkende Wirkung.

Homöopathische Symptome sind die gelbe Zunge mit Zahneindrücken, ein pappiger Geschmack wie bei Botulismus oder bitterer Geschmack wie bei Carduus mar. oder anderen Gallenmitteln.

Meist wird Chelidonium ab D 2 und höher verordnet mit Zwischengaben in D 200. Im Fertigpräparat Panchelidon ist der Chelidoningehalt standardisiert. Als Erhaltungsdosis bei Gallensteinleiden wirken wenige Tropfen davon.

Ein sehr bekanntes Chelidonium-Symptom: der Schmerz am rechten Schulterblattwinkel verschwand bei meinen Patienten immer auf eine einmalige Gabe Chelidonium D 30.

Die Französische Gallenkur

Diese Kur wird von den Patienten gern durchgeführt. Obstipierte Patienten sollten nur eine kleine Dosis von Bryonia D 30 und China D 30 einnehmen und viel trinken.

Morgens: Bryonia C 30
Abends: China C 30
Zur Drainage: 3 mal Berberis D 3
Um 16 Uhr: Rizinus D 4 – 6

Carduus marianus (Stauung und Vergiftung)

Die Mariendistel beeinflußt den varikösen Symptomkomplex mit Hämorrhoiden, Varizen, Ulcera cruris, wassersuchtartige Zustände und heilt in massiven Dosen des Extraktes akute Vergiftungen durch Knollenblätterpilz oder Tetra- oder Trinitrotoluol.

Carduus marianus hilft bei Beschwerden durch Gallensteine, bei vergrößerter Leber, auch bei Brechwürgen und bei Blähungen, besonders in der Flexura coli sinistra, die im Volksmund als Milzstiche bezeichnet werden.

Taraxacum off. (toxische Leberschäden)

Taraxacum ist ein mildes, jedoch sehr wirksames, Pflanzenmittel bei toxischen Leberschäden jeder Genese, Folgeerscheinungen nach akuten und subakuten Leberaffektionen, besonders nach Hepatitis. Bei Störungen im Leber-Galle-System wirkt es auch als leichtes Schlafmittel und gegen reichliche Nachtschweiße (Jaborandi, Stannum). Die Taraxacum-Patienten haben auch Schweiß beim Einschlafen.

Taraxacum entwässert sehr gut bei leberbedingten Wasseransammlungen. Die Patienten haben die charakteristische Landkartenzunge. Die Leber kann vergrößert und verhärtet sein und die Haut kann gelb sein. Die Glieder sind ruhelos und schmerzhaft bei Berührung. Taraxacum kann Gallenkoliken, Magen- und Kopfschmerzen bessern und große Hitze auf dem Scheitel und kalte Fingerspitzen ausgleichen.

Es enthält **Cholin**, das eine etwa der Stärke der Galle gleichkommende choleretische Wirkung hat.

Hepafungin ist ein sehr wirksames Präparat von Schwabe aus Saft und alkoholischen Auszügen von Carduus mar. und Taraxacum.

Cheiranthus cheiri (Fettleber und Vergiftung)

Der Goldlack kann ähnlich wie Carduus marianus bei Vergiftungen eingesetzt werden. Die Droge ist in **Cheiranthol** und in **Cheihepar und -forte** enthalten mit der Indikation Leberparenchymschäden, Hepatitis, Fettleber. Homöopathisch wird es ab D 2 eingesetzt.

Chionanthes virginica (Galle – Milz)

Chionanthes wirkt bei meinen Patienten sehr gut in D 5. Boericke gibt Tropfen-Gaben D 1 an bei periodischer Übelkeit mit Stirnkopfschmerzen, die menstrual und biliös bedingt sein können. Es ist ein sehr umfassendes Mittel. Es wirkt sowohl bei Gallensteinen und Gelbsucht wie auch bei Diabetes mellitus und Milzvergörßerung (**Ceanothus**).

Es bessert häufiges Wasserlassen von dunklem Urin mit hohem spezifischen Gewicht (mit Galle und Zucker).

Quassia amara (Lebercirrhose)

Aqua quassiae und Aqua nucis vomici nach Rademacher wurden früher viel verwendet bei drohender Lebercirrhose und Aszites. Die Auszüge sind jetzt schwer zu bekommen.

Aber man kann auch Quassia amara D 2 – 6 verordnen. Es ist noch gallebitter. Trotzdem mögen es manche Patienten gern 1 – 3 mal täglich einnehmen und verlangen es auch wieder. Es sind meist schwerfällige, dicke Patienten, und Quassia scheint als Grundmittel ihren Organismus einigermaßen in Ordnung zu halten.

Auch alte Patienten mit bereits höckriger Leber (Lebercirrhose) kann man mit Quassia und ähnlichen Mitteln noch lange fit halten.

Iberis amara (Leber – Herz)

Das Symptom: Wacht auf mit Herzklopfen ungefähr um 2 Uhr nachts (**Boericke**) deutet auf Herz und Leber hin. Iberis dämmt die Gefäßerregung bei Herzhypertrophie mit Verdickung der Herzwände ein. Das Lebergebiet kann voll (gestaut) und schmerzhaft sein mit weißen Stühlen. Wenn Iberis paßt, und das ist häufiger als man bei Leberstauungen annimmt, wirkt es sehr gut, zunächst in D 6, später kann man mit der Potenz hinaufgehen.

Crocus sativus D 6 (stimuliert Vitamin A)

D 6 ist bei Crocus die geeignete Potenz, um die Leber anzuregen, die Karotine in Vitamin A zu überführen. So wird Crocus sat. in den Arzneimittellehren auch zur Stärkung der Sehschwäche angeführt. Nach anfänglicher Substitution von Vitamin A und E übernimmt dann Crocus sativus D 6 die Steuerung allein.

Crocus D 6 läßt sich auch bei Entzündungen erfolgreich einsetzen, ebenso beim praemenstruellen Syndrom, um die Gestagenbildung anzuregen. Halonierte Augen sind ein Zeichen für Vitamin-A-Mangel.

Ignatia (Nervosität) und Lycopodium

Ignatia ist ein sehr gutes Lebermittel. Es braucht nicht der reine Ignatiatyp zu sein, der für Ignatia D 6 dankbar ist. In dieser Potenz wird Ignatia von Lycopodium D 6 ergänzt, das durch seine Inhaltsstoffe Silicea und Phosphor, meist in organischen Bindungen, kräftigt, und das auch gut bei einer Drainage eingesetzt werden kann , weil es die Leber und Nieren gleich günstig beeinflußt.

Myristica sebifera (Abszesse)

Myristica sebifera ist zwar kein ausgesprochenes Lebermittel, jedoch hat es große antiseptische Kraft und nach **Boericke** besondere Wirkung bei Panaritien, Fisteln, Karbunkeln. Es beschleunigt die Eiterung und wirkt oft stärker als Hepar oder Silicea.

D 2 in häufigen Gaben bringt Abszesse zum Reifen und Entleeren. Merkwürdigerweise gingen jedoch bei den meisten meiner Patienten die Abszesse nicht auf, sondern bildeten sich sehr schnell zurück.

D 6 ist die Potenz, die Abszesse verteilt und ausheilt.

Iß morgens wie ein König, mittags wie ein Bürger, abends wie ein Bettler

Diese Mahnung gilt besonders für leber-galle-geschädigte Patienten, weil bei ihnen nach der Maximalzeit des Dünndarms ab 15 Uhr nur noch wenig Verdauungsfermente produziert werden können. Und doch nehmen verdauungsschwache Patienten oft abends noch eine große Mahlzeit ein und wundern sich, wenn das Essen wie Blei im Magen liegen bleibt und das Herz gestaut wird.

Wenn dann ein blähungstreibendes Mittel eingenommen wird, erübrigt sich das für diesen Zweck gesuchte Herzmittel.

Erst ab 1 Uhr nachts ist die Leber mit dem Einspeichern fertig. Wenn dann etwas Lebermedizin eingenommen wird, kann der Patient endlich ruhiger schlafen.

Für Berufstätige ist es nicht leicht, wenn sie abends gestreßt sind und die Bestände wieder auffüllen möchten.

Der umgekehrte Weg ist physiologisch richtiger, morgens oder zur Brotzeit so viel zu essen und mittags noch etwas nachzuschieben, daß die aufgenommene Nahrung bis abends ausreicht und das Gehirn und die anderen Energiespeicher nicht tagsüber die letzte Reserve herausgeben müssen. Dann genügt abends etwas leichte Kost.

Lunge (3 – 5 Uhr nachts)

Wer zu dieser Zeit aufwacht, braucht Lungenmittel.
Besonders nach früher durchgemachten Lungenerkrankungen bakteriellen Ursprungs wie Tbc., Keuchhusten und Lungenentzündung muß der Patient während der Behandlung sehr gut gekräftigt werden. Nach diesen Infektionskrankheiten in der Jugend sind die Patienten oft jahrzehntelang geschwächt und leiden häufig unter wandernden Symptomen.

Wenn sich der Körper auf normalem Wege nicht mehr von der enorm angewachsenen Toxinlast befreien kann, muß er ein Ventil über die Haut öffnen, so entstehen die Nachtschweiße.

Auch bei diesen Patienten kann noch zurückgespult werden, nur dauert es wesentlich länger, weil man äußerst vorsichtig vorgehen muß.

Die Beziehung der Lunge zu anderen Organen

Infektionen, die im Magen und Dünndarm beginnen, können die Lunge stauen. Auch Nierenerkrankungen stauen zur Lunge zurück, wie man es häufig in der Praxis erlebt. Bei längeren Erkrankungen von Milz-Pankreas wird die Lunge ebenfalls in Mitleidenschaft gezogen.

Wie wir im letzten Kapitel sahen, schiebt die Lunge oft die bei ihr angestaute Energie zur Gallenblase hinüber, es entstehen Gallensteine.

Ich habe auch schon viele Fälle erlebt, bei denen die kranke Lunge im eigenen Element den Dickdarm mitschädigt. Es sind die Fälle von chronischer Obstipation nach Keuchhusten oder Tbc. Es können auch Stenosen oder Darmpolypen entstehen, oder bei sehr schwachem Gewebe Divertikel. (Jahrelange Diarrhoen deuten auf Darm-Tbc. hin.)

Kräftigungsmittel

Umckaloabo

Umckaloabo-Stevenskur, Iso-Werk, eignet sich zur Grundbehandlung lungengeschwächter Patienten. Es ist das Percolat einer tropischen Geraniaceae, die in reicher Menge verschiedene Cumarine, sowie organisch gebundene Silicea- und Phosphorverbindungen enthält, die also zugleich entgiftet und kräftigt.

In unseren Fällen darf nicht über die Dosierung von dreimal täglich 5 Tropfen hinausgegangen werden. Umckaloabo kann jahrelang eingenommen werden. Ab und zu eingelegte kleine Pausen sorgen dafür, daß die Tropfen danach wieder intensiv wirken.

Schwächere einheimische Drogen

Ein paar einheimische Urtinkturen, die früher häufig gebraucht wurden, jedoch schwächer wirken, sind:
Polygonum aviculare, der Vogelknöterich, mit hohem Kieselsäuregehalt, und Polygonium bistorta, der Wiesenknöterich mit viel Gerbstoffen.

Früher war auch der Robert Kühn'sche Kieselkräutertee sehr beliebt:

50,0 Herba Equiseti	20 Minuten mit
150,0 Hb. Polygoni avicularis	
50,0 Hb. Galeopsidis	Wasser kochen!

Magnesium

Magnesiumverbindungen und Stannum sind die Hauptkräftigungsmittel der Lungenpatienten.

Das Magnesiumdefizit muß zunächst aufgefüllt werden. Dazu eignet sich sehr gut Biomagnesin von Madaus, das sich über Jahrzehnte bewährt hat Die Kinder betteln oft, die Mutter möge ihnen noch ein paar von den sauren Bonbons geben, von den Biomagnesium-Tabletten.

Es gibt jetzt auch Magnesiumpräparate mit Orotsäure (Biomagnorot). Man braucht jedoch kein Magnesium-Schlepper-Präparat zu verordnen. Auch Magnesium phos. D 6 übernimmt die Aufgabe der Magnesium-Resorption und -verwertung im Körper (2 – 3 mal täglich 2 – 4 Tabletten lutschen und viel trinken), siehe auch Kapitel Herz.

Ein sicheres Zeichen von Magnesiummangel ist das Frieren im geheizten Zimmer, also in der Wärme, und die übermäßige Gier nach Schokolade. (Kakao enthält den höchsten Magnesiumgehalt aller Nahrungsmittel.)

Die Mittel der Säure-Gruppe

Die schwachen Patienten benötigen zuerst meist die Säureform ihres Konstitutionsmittels wie: Acid. phos. oder sulf., Acid. nitr. u. a., die dann nach einiger Behandlungszeit in der Salzform des eigentlichen Konstitutionsmittels gegeben werden können: Calcium phos. oder Magnesium phos., Kalium sulf, Ammonium phos., Argentum nitr. usw.

Die Mittel der Carbongruppe

Viele Konstitutionsmittel der Homöopathie stehen ganz oder mit einem Teil ihrer chemischen Verbindung in der zentralen 4. Gruppe des Periodischen Systems, der Kohlenstoff- oder Carbongruppe, woraus sich auch ihre oft verblüffende Wirkung erklären läßt. (Kalium carb., Calc.-, Magn.-, Ammon. carb., Carbo animalis und vegetabilis, Silicea, Germanium, Stannum, Plumbum.)

Je weiter unten die Elemente in den Gruppen des Periodischen Systems stehen, desto intensiver beeinflussen sie schwerwiegende Krankheitszustände.

Stannum

Bei neuen kachektischen Patienten wird außer Acid. phos. häufig Stannum, das große Schwächemittel, benötigt. Haben sich jedoch die Patienten im Laufe der Behandlung erholt, so paßt Stannum beim Test meist nicht mehr, und das eigentliche Konstitutionsmittel löst Stannum ab. Nur die Patienten, die selbst eine Tbc. durchgemacht haben oder hereditär belastet sind, bleiben meist bei Stannum, dem großen Lungen-, Leber- und Knochenmittel. Unbehandelt neigen diese Patienten auch zu Arthropathien ganz schlimmen Ausmaßes, s. Kapitel KS 3E.

Pulsatilla, Sepia, Lachesis, Aranea ixob., Crocus

Viele der geschwächten Patienten brauchen ständig homöopathische Mittel mit hormonartigem Charakter.

Beim Pulsatillatyp wirkt sehr gut Pulsatilla D 200 jede Woche zweimal (an zwei Tagen hintereinander). Man kann auch einige Wochen eine massive Zwischenmedikation mit Pulsatilla D 4 geben, und dazu 2 – 3 mal täglich je 2 Tabletten Stannum D 6. Beide Mittel ergänzen sich.

Bei den Sepia-Patientinnen wirkt gut Sepia D 6, dreimal täglich 2 Tabletten nach dem Essen gelutscht und gegen ihre seelische Unzufriedenheit in größeren Abständen Zwischengaben von Sepia M oder 10 M, oder ähnlich wie bei Pulsatilla, in D 200.

Crocus sat. D 6 wirkt über die Gestagenhormone und dämpft die Überregbarkeit der Patienten. Crocus D 6 spart auch Vitamin A-E-Gaben ein, siehe Kapitel Leber. Die Überregbarkeit kann auch durch biochemische oder homöopathische Mittel ab D 12 gedämpft werden, die Phosphor- oder Sulfur-Anionen enthalten, wenn diese Phosphor- oder Sulfurilierungsvorgänge gestört sind.

Besonders die Schlangen- und Spinnengiftzubereitungen werden in homöopathischer Form als angenehm empfunden. Sie haben hormonähnliche Struktur und können **Sklerosen** lösen, die die verschiedenartigsten, ständig den Ort wechselnden Beschwerden verursachen: Ameisenlaufen, Verkrampfungen, Beschwerden bei Wetterwechsel, Herz- und Kreislaufstörungen, Kopfschmerzen, Schlaflosigkeit und vieles mehr.

Der Patient hat sozusagen jeden Tag eine andere Krankheit. Sein Körper kann auch keine Temperaturreize mehr ausgleichen. Wenn er nicht gleichmäßig warm angezogen ist, fängt er zu schwitzen an, weil die gesamte Oberfläche erwärmt wird.

Mittel zum Zurückspulen

Tuberkulinumgaben werden bei der heutigen Umweltbelastung sehr schwer vertragen und sollten so weit als möglich vermieden werden. Sie werden sogar in Indien seit 10 Jahren nicht mehr gegeben (nach Dr. Banerji).

Pertussis ist bei Kindern und Enkeln häufig die Folgekrankheit einer tuberkulinischen Belastung und sollte deshalb auch vorsichtig eingesetzt werden. Erst wenn der Patient ausreichend gekräftigt ist, kann er kleine Pertussinumgaben D 12 – 15 im Abstand von 2 Wochen vertragen, am besten in Wasser gelöst und in kurzer Zeit schluckweise eingenommen. Auch LM-Potenzen oder Potenzakkorde sollten nur in größerem Abstand eingesetzt werden.

Diphterinum paßt häufig, selbst wenn beim Patienten keine Diphterie abgelaufen ist, sondern nur wiederholte Halsentzündungen, sowie häufige Nasen- und Stirnhöhlenkatarrhe und Katarrhe der oberen Luftwege. Oft ist auch das Herz angegriffen (Blutdruckanomalien und Herzmuskelschwäche, siehe Kapitel Herz).

Pneumococcinum ist nach Lugenentzündungen ein gutes Mittel, ebenfalls erst in mittleren Potenzen und nicht so oft.

Die oben genannten Mittel heilen jedoch nicht restlos aus, wenn die Lungenkrankheit die Folge anderer Organerkrankungen war, eventuell bereits bei den Vorfahren. Durch die Pulsdiagnose wird man auf die schwachen Organ- oder Kreislaufgebiete aufmerksam.

Bei schmalen Patienten, die auf die Konstitutionsmittel Acid. phos., Calcium phos., Magnesium phos., manchmal auch auf Stannum ansprechen, ist oft **Luesinum** das Mittel, das ihre Krankheitszustände bessert und in kleinen Gaben in D 20 einmal wöchentlich vertragen wird.

Bei diesen Patienten oder ihren Vorfahren sind Krankheiten im Urogenitalsystem abgelaufen. Die Patienten leiden an Hormonstörungen, oder an Proliferationen im Genitalbereich, Cysten, Polypen Myomen. Bei manchen von ihnen flackern auch Cystopyelitiden immer wieder auf.

Bei lungenschwachen Patienten könnte auch meist heriditär, ein **Pneumotyphus** abgelaufen sein oder eine **starke Grippe** mit Lokalisation im Respirationstrakt oder die Lunge kann über den Ko-Kreis vom 3E aus durch eine Go. geschwächt sein. Da bei gravierenden Erkrankungen die Bakterien haematogen zur Lunge verschleppt werden können, gibt es noch viele andere Möglichkeiten, die berücksichtigt werden müssen, weil es sonst keine anhaltende Besserung geben kann.

Schleimlösen

Neben der ursächlichen Behandlung ist es wichtig, den beim Lösen der Toxine immer wieder entstehenden Schleim in der Lunge schneller zu lösen. Es gibt für alle Hustensymptome homöopathische Mittel, die man in den Symptomverzeichnissen suchen kann.

Beim festsitzenden Schleim, der sich trotz langer Hustenanfälle nicht lösen will, sollte folgende Mischung getrunken werden, am besten vormittags, damit der Schleim bis abends abgehustet ist und nicht nachts die Atemwege verlegen kann, denn bei vielen Patienten lösen sich erstaunliche Mengen Schleim.

1 große Tasse warme Milch, 1 Teel. Butter 1 Eßl. Honig. Durch die Zugabe der Butter entsteht **Lobelin**, das das Atemzentrum anregt.

Da die Munchner gern mit **Zwiebeln und Knoblauch** hantieren, lasse ich bei Bronchitis und Milchunverträglichkeit Calcium carb., Lac deflorat oder caninum über dem Brustbein und zwischen den Schulterblättern mit roher Zwiebel einreiben und auf jeden Brotbelag noch frische rohe Zwiebelstückchen streuen.

Ein sehr gutes Mittel gegen den Kitzelhusten und zum Schleimlösen in den oberen Luftwegen sind die **Archangelica-comp.** Globuli oder Ampullen von der **Wala**.

Wie bereits besprochen, sollte man die korrespondierenden Organe nicht vergessen. Oft heilt ein Nierenmittel die Brochitis ohne ein zusätzliches Hustenmittel. Welches andere Organ- oder Kreislaufsystem müßte vielleicht noch behandelt werden?

Ich komme mit wenigen Hustenmitteln aus, mit **Coccus cacti D 3** oder **Antimon sulfur aurant. D 6, wenn** die schuldigen Organe behandelt werden, bzw. die Krankheit, die die Schäden verursachte.

Ungenügende Sauerstoff-Ausnützung

Auch bei intakter Lunge und genügendem Sauerstoff-Angebot wird oftmals nur ein geringer Teil des Sauerstoffs seiner Bestimmung zugeführt.

Dies trifft auch bei Lungenkranken trotz künstlicher Beatmung zu.

Ein einfaches biochemisches Mittel behebt dieses Übel:
Kalium sulf. D 6 von Schüßler in Tabletten, die man langsam auf der Zunge zergehen läßt, anfangs in häufigen Gaben.

Bei einem Lungenpatienten war in dem durch einen Pneumothorax zusammengefallenen Lungenflügel jahrelang ein Streptokokkenherd, der durch sehr viel Antibiotika niedergehalten wurde. Als die Antibiotika allmählich nicht mehr wirkten, sollte operiert werden. Die Herzfunktion war ausreichend, die Operation drohte jedoch trotz künstlicher Beatmung an der ungenügenden Sauerstoffutilisation zu scheitern. So versuchten wir es mit den biochemischen Salzen: 10 Tage lang vormittags 3 – 4 Gaben Kalium sulf. D 6 im Mund zergehen lassen, nachmittags Ferrum phos. D 6, jeden dritten Tag 2 – 3 Gaben Kalium phos. D 6 zusätzlich zum besseren Aufbau der Zellen und ebenso ab und zu ein paar Gaben Calcium phos. D 6, um Blutungen zu verhindern, die es manchmal gab.

Die Frau gab dem Patienten alle Tabletten sehr geschickt ein und die Operation verlief problemlos. Eine große Kanne Calendula-Tee täglich unterstützte die Behandlung.

Dickdarm (5 – 7 Uhr)

Jetzt könnten wir die energetische Beziehung des Dickdarms zu den anderen Elementen schon selbst finden. Herz und KS können über den Ko-Kreis den Dickdarm stauen, der Magen kann, wenn er selbst einige Zeit erkrankt ist, seine Zweistundenenergie verfrüht zum Dickdarm schicken und der Dickdarm wiederum im Ko-Kreis zur Blase. Auch kann der Dickdarm sein Übermaß an Stauungsenergie im Ko-Kreis zur Leber abgeben. Alle 5 Elemente stehen also in gewissen energetischen Beziehungen zueinander.

Chronische Colitis

Obstipation

Ich will zunächst auf die Verstopfung eingehen, die bereits eine Präkanzerose bedeuten kann, wie wir im Kapitel Dünndarm-Magen bei Selen sehen. Erst wenn es gelingt, die zu Kristallen und Netzen an die Darmwand angelagerten Endobionten wieder zu lösen, sodaß sie sich frei herumschwimmend betätigen können, ist die Gefahr gebannt. Die aus Unwissenheit allgemein verbreitete Unsitte, die Darmentleerung mit Abführmitteln zu steuern und dadurch die Eigeninitiative des Darmes noch weiter zu lähmen, muß einer auf die Ursache der Obstipation ausgerichteten Behandlung Platz machen.

Wir können zunächst wieder mit einer Schleimhautnosode arbeiten wie bei Magen und Dünndarm, um dann gezielt auf die eigenen Erkrankungen des Patienten oder seiner Vorfahren einzugehen.

Flüssigkeitszufuhr

Wer Schwierigkeiten mit der Darmentleerung hat, sollte morgens zwischen 5 – 7 Uhr eine große Tasse zimmerwarmes Wasser mit einem Löffel Honig oder eine Tasse Blutreinigungstee (mit nur geringem Sennesblätter-Anteil) trinken. Der Honig beinhaltet noch einen kleinen Teil Verdauungsfermente der Bienen, und das Wasser regt in der Maximalzeit des Dickdarms die Peristaltik an. Zu anderer Zeit kann die kranke Niere, die den Harn nicht mehr genügend zu konzentrieren vermag, dem Darm zu viel Flüssigkeit entziehen.

Auch in den asiatischen Ländern, in China, Japan, wird als erstes morgens Tee getrunken, und die arme Bevölkerung, der das Geld zum Kauf der Teeblätter fehlt, trinkt nur Wasser.

Nosode Chronische Colitis

Diese Nosode mit Wirkung auf alle langwierigen Erkrankungen des Dickdarms einschließlich der Colitis ulcerosa ist ein gutes Anfangsmittel zur Umstimmung des Dickdarms.

Chronische Colitis hat die stärkste Abführwirkung in D 5. Man solle jedoch die andere Homöo- oder Pflanzentherapie weiterlaufen lassen, weil die Nosode nur die pathologische Darmflora umstimmt, jedoch kaum Einfluß auf die Darmperistaltik und die anderen mitbeteiligten Organe hat. Die Nosode chronische Colitis beinhaltet wohl alle pathogenen Noxen der Krankheiten des Dickdarms, die jedoch in Richtung der speziellen Krankheiten des Patienten verstärkt werden müssen. Der Patient wird dann nach der Anlaufzeit mit dieser mild wirkenden allgemeinen Nosode die stärker wirkenden Einzelnosoden besser vertragen.

Behandlung mit Einzelnosoden

Pertussinum

Keuchhusten kann neben der Bronchialbelastung eine massive Obstipation verursachen. Man sollte nach einer gut ausleitenden Anfangsbehandlung erst ab 2. – 3. Behandlungswoche mit der Nosode Pertussinum beginnen, siehe Kapitel Lunge. Es vergehen oft viele Monate, bis man eine KUF-Reihe einsetzen kann oder bis sogar ein junger Patient die höheren Einzelpotenzen von Perussinum verträgt.

Typhinum

Typhus bewirkt eine sehr schwere Verstopfung, die ohne die Typhinumnosode der Behandlung trotzt. Ich teste sie öfter positiv aus.

Ich beschrieb in der ersten Broschüre über "die Behandlung chronischer Krankheiten" die homöopathische Behandlung einer 20jährigen Patientin, bei der eine einmalige Gabe Typhinum D 400 den Dickdarm 1980 nach der massiven chronischen Obstipation wieder in Ordnung brachte.

Im Laufe der letzten Jahre hat sich die Situation geändert und ist allgemein wesentlich schwieriger geworden. Ich würde heute bei allen Patienten, ausgenommen bei Kindern, nicht mehr mit Nosoden-Hochpotenzen anfangen. Damals liefen die Behandlungen ohne Nebenwirkungen ab. Heute würde ich die Patienten zuerst mit einem Potenzakkord behandeln, in 1 – 2 wöchigen Gaben, dann mit D 30 einmal wöchentlich und anschließend mit Typhinum D 6 zweimal wöchentlich, um dann auf eine KUF-Reihe oder Hochpotenzen überzugehen.

Botulismus

Die Nosode Botulismus wird bei mir öfter ausgetestet. Wenn die Lebensmittelvergiftung nicht sofort behandelt wurde, können die Patienten auch nach leichteren Fällen obstipiert bleiben. Bei den Patienten, die nach dem Genuß von bereits mit Botulismusbakterien verseuchten Nahrungsmitteln sofort ein paar Tage Durchfall haben, bleiben meist nur unklare Beschwerden im Intestinaltrakt zurück.

Die Nosode Botulismus hilft bei diesen Beschwerden noch nach Monaten bis zu Jahren nach nicht erkannten Botulismuserkrankungen. Ich habe schon mehrmals Botulismus als Erbnosode ausgetestet, ein paarmal mit einer Hypertonie vergesellschaftet.

Auch die Nosode Coxsackie A (Dr. Walter Schmitt) eignet sich zum Zurückspulen bei einer größeren Zahl von Patienten. Coxsackie B hat Beziehung zum Herzen.

Noch andere in Frage kommende Nosoden kann man aus der Broschüre der Staufen Pharma entnehmen: Differentialdiagnose der Infektionskrankheiten durch Testung von Nosoden mittels Elektroakupunktur nach Voll v. Dr. med. Ivor Ruf, Kreislauf- und Gefäßerkrankungen, Testung von Nosoden und Schadstoffen von Dr. med. Reinhold Voll.

Diarrhoe

Die Klärung der Ursache ist dringend erforderlich, damit keine gravierende Erkrankung übersehen wird.

Bei einer Diarrhoe ist zunächst chronische Colitis D 8 die geeignete Potenz. Geht man zu schnell bis zur D 15 hinaus, so kann diese Potenz bereits stopfen, was eine ordnungsgemäße Ausscheidung der sich lösenden Toxine verhindern würde.

Enterococcinum ist bei manchen Sommerdiarrhoen geeignet. Es hat auch Beziehungen zur Blase und wirkt leicht schlaffördernd.

Dysenterinum ist manchmal auch als Erbnosode zu testen.

Gegen Gärungs- und Fäulnisdyspepsie, Sommerdiarrhoe und Hyperacidität ist das Wala-Präparat Bolus alba comp. Pulvis ein hilfreiches Anfangspräparat. Für den Urlaub gebe ich den Patienten kleine Tütchen mit Globuli von Botulismus, Typhinum, Enterococcinum, manchmal Cholera und die die Abwehr steigernde Mischung, s. Kapitel Herz.

Darmflora

Zum Aufforsten der stark reduzierten normalen Darmflora eigent sich gut pulverisiertes Isländisch-Moos, mehrmals täglich bis zu einem Teelöffel voll mit einem Glas Wasser hinuntergespült. Es gelangt unverdaut in den Dickdarm, wo sich die Colibakterien gierig davon ernähren (nach Joachim Broy).
Man kann auch Colibiogen und die Nosode Colibacillinum einsetzen.

Darmwand-Tonus

Bei erschlafften Darmwänden kann ordnungsgemäß geformter Stuhl oft nur mit sehr großer Mühe ausgeschieden werden, weil der Durchmesser des Stuhls infolge des erweiterten Darmrohres im Verhältnis zu den Schließmuskeln zu groß ist. In diesen Fällen ist Calcium fluor. das Mittel der Wahl. Ich habe schon oft bei Kindern erlebt, daß eine einzige Gabe Calcium fluor. D 200 das Übel behoben hat. Auch bei Erwachsenen sollten die Hochpotenzen erst nach 2 – 3 Wochen wiederholt werden. Calcium fluor. D 6 kann 3 mal täglich gegeben werden.

Natrium sulf. und Ferrum phos.

Zum Aufbau eines jahrelang entzündeten Dickdarms kann man ein paar Wochen lang Natrium sulf. D 6 einsetzen, 3 mal täglich 2 – 4 Tabletten im Mund zergehen lassen (zur Regulierung des Säftestromes). Die Wirkung von Natrium sulf. erstreckt sich auch auf Gallenblase und Pankreas.

Danach sollte man die Darmwand wiederum einige Wochen mit Ferrum phos. D 6 tonisieren, 3 mal täglich 2 – 3 Tabletten.

Zusätzlich eignen sich Organpräparate z. B. Colon D 6 – Wala; D 6 ist bei Organmitteln die Normalpotenz. Es gibt aber auch Entzündungs- und Degenerationsreihen.

Milz – Pankreas (9 – 11 Uhr)

Diese beiden Organe haben im gemeinsamen Yin-Meridian im Mutter-Sohn-Kreis Beziehungen zu Herz und KS, Lunge, im Ko-Kreis zur Blase und können von der Galle gestaut werden.

Hier lassen sich die Mittel **Tryptophan** für den Eiweißstoffwechsel und **Chimaphila** für den Kohlehydrathaushalt einordnen.

Zum Regulieren der Mineralcorticoide können außer homöopathischen Mitteln wieder die **Mineralsalze** der Schüßlerreihe verwendet werden, von denen auch einige in den Insulinhaushalt eingreifen.

Nicht alle Diabetes mellitus-Formen erfordern Insulin.

Gegenregulationsdiabetes

Der durch **Schock** entstandene Diabetis mellitus läßt sich gut durch **Arnika** und **Hypophysis anterior** beeinflussen. Arnika D 30 wird einige Tage in Wasser verquirlt schluckweise eingenommen, und wenn es später noch erforderlich ist in weiteren Einzelgaben.

Bei Traumata, die bereits Jahre zurückliegen, kann man Einzel- oder Doppelgaben von Arnica D 200 oder D 500 oder C 1000 = M geben. Diese Gaben müssen meist im erforderlichen Abstand wiederholt werden.

Hypophysis cerebri gibt es bei der Wala in Entzündungs- und Degenerations-Reihen (D 3 – D 30).

Die Staufen-Pharma liefert Hypophysis cerebri bis D 200, Hypophysis anterior und posterior bis D 400.

Hypophysis anterior ist geeignet bei einer Form des Altersdiabetis mellitus, der durch Vermehrung der kontra-insulären Hormone entstanden ist. Auch paßt es zur Behandlung der Traumata, die den Diabetes hervorriefen.

Dagegen eignet sich **Hypophysis posterior** zur Regulierung des Adiuretins bei Diabetis insipidus.

Leberdiabetes

Gegen die dritte From des Diabetis mellitus, der entsteht, wenn die Leber zu wenig Glykogen speichern kann, gibt es ein gutes altes Mittel: Die **Klettenwurzel = Radix Bardanae** oder Arctium lappa als Extrakt oder in niedrigen homöopathischen Potenzen, auch als kurze Abkochung oder Teeaufguß. Rad. Bardanae sorgt dafür, daß die Leber bis zur fünffachen Menge Glycogen speichern kann, was sich auch auf die Entgiftungsfunktion der Leber günstig auswirkt.

Die Klettenwurzel ist ein altes Antidyscratikum, ein kräftiges harn- und schweißtreibendes Mittel gegen Rheumatismus, Gicht, Hautkrankheiten und ein beliebtes Blutreinigungsmittel.

Tryptophan

Als ich vor 6 Jahren begann, Trytophan D 5 zu verordnen, war ich überrascht über die verblüffenden Erfolge, die man damit erzielen kann.

Troptophan ist die Hauptaminosäure, die auch die anderen 6 Arminosäuren stimuliert.

Da Fettsäuren, Glukose, Mineralsalze und andere Stoffwechselverbindungen in der Regel beim Transport im Körper an Aminosäuren gebunden werden, erklärt sich wohl hieraus die große Wirkung, die Tryptophan auch außerhalb des Eiweißhaushaltes hat.

Die Aminosäuren können sowohl saure als auch alkalische Substanzen abpuffern, um den schwach sauren Blut-Ph-Wert aufrecht zu erhalten. Tryptophan schaltet auch über das verwandte Serotonin zum Schlafen um.

Ich wollte damals L-Tryptophan (Kalma) ausprobieren, weil ich seit der Kindheit einen sehr leichten Schlaf habe (Katzenschlaf). Es erwies sich jedoch bei mir als zu stark. Ich wachte bereits nach 10 Minuten wieder auf und konnte dann schlecht einschlafen.

So verrieb ich eine Tablette L-Tryptophan von Stufe zu Stufe 1/10 mit Milchzucker und als ich D 5 einnahm, wirkte es in dieser Potenz sehr angenehm auf die Verdauungsorgane, die ich wegen Gallensteinen immer etwas in Ordnung halten muß. Abends verbesserte 1/2 Teelöffel Tryptophanpulver D 5 den Schlaf.

Ich testete daraufhin bei allen Patienten die Tryptophandilutionen aus, die Staufen-Pharma führt das Mittel ab D 3. Es paßt fast allen Patienten bei verschiedenen Indikationen: zur Stärkung der Verdauungsfermente, es nimmt Schmerzen, besonders bei Einreibungen weniger Tropfen, es beruhigt bei Streßsituationen, es nimmt den Juckreiz bei Ekzemen, wenn man Tryptophan D 4 mit etwas Öl vermischt einreibt.

Den verblüffendsten Tryptophan-Erfolg zeigt wohl folgende Krankengeschichte: Frau O. Sch., 61 Jahre alt, rutschte im Januar 1981 über einer vereisten Türschwelle aus und schlug mit dem linken Oberkiefer neben der Nase auf den eisernen Schuhabstreifer und sodann mit dem Brustkorb seitlich auf den vereisten Gehsteig. Ich riet ihr telefonisch, auf die schon einsetzenden Spannungen im Gesicht und am Brustkorb in kurzen Abständen mehrmals täglich das vorhandene Tryptophan D 5 einzureiben. Wie die Patientin später berichtete, ließen die Spannungen im Gesicht sogleich nach und es schwoll nichts an. Die Schmerzen über den Rippenbögen wurden auch leichter und verschwanden nach 4 Tagen, sie zeigten sich nur noch bei Drehbewegungen und nach 8 Tagen war alles wieder ganz in Ordnung. Viele meiner Patienten reiben 2 – 4 mal täglich Tryptophan D 4 auf die schmerzenden Kniegelenke und können dann schmerzfrei laufen.

Eine 70jährige Patientin, Frau Anna B., putzte kurz vor Weihnachten 1980 noch ihre Fenster. Sie beugte sich zu weit hinaus machte eine ungute Drehbewegung und zog sich eine sehr schmerzhafte Zerrung der unteren Interkostalmuskeln am linken Brustkorb seitlich zu. Sie traute sich über die Feiertage bis zum 6. Januar nicht anzurufen und hielt die Schmerzen tapfer aus. Als sie dann kam, mußte Tryptophan, mit dem ich erst seit November vorsichtig arbeitete, die Feuerprobe bestehen. Ich rieb dreimal hintereinander einige Tropfen Tryptophan D 5 ein.

Der Schmerz wurde jedesmal leichter und war dann verschwunden. Man muß die Einreibung jedoch in kurzen Abständen wiederholen, denn die Schmerzfreiheit hält zunächst nicht sehr lange an. Frau B. rieb die ersten beiden Tage fleißig ein und nach 4 Tagen war alles ganz in Ordnung.

Alte Patienten halten auch die Verhärtungen an den Unterschenkeln nach Ulcus cruris mit Tryptophan D 4-Einreibungen in Ordnung, sodaß die Hautpartien allmählich weicher werden und auch nicht mehr aufbrechen.

Bei Verdauungsstörungen aller möglichen Genese genügen meist 3 Tropfen Tryptophan D 5 ein paar Minuten vor dem Essen.

Durch die guten Erfolge ermutigt, verwende ich seit 1985 Tryptophan als Zusatz zu Eigenblutinjektionen, siehe Kapitel die Auswahl der geeigneten Therapie.

Bereits nach der ersten Injektion sind die nervösen Patienten viel ruhiger und gelassener und denken nicht mehr nur an ihre Beschwerden. Nach der Tryptophaninjektion verbreitet sich ein angenehmes Gefühl im ganzen Körper.

Da Tryptophan in homöopathischer Form so gut wie nicht gebraucht wurde, mußte ich die Potenzen mittels EVA-Test austesten in D 3, D 5, D 10, D 15, D 30, D 60 und D 200. Oft erwies sich Tryptophan für einen längeren Gebrauch in D 5 am geeignetsten, in D 4 auch bei Schlafstörungen oder für Einreibungen bei Schmerzen.

Chimaphila umbellata

zur Regulierung des Kohlehydratstoffwechsels

Nach **Boericke** wirkt Chimaphila umb. hauptsächlich auf die Nieren- und Urogenitalorgane, auf Lymph- und Mesenterialdrüsen, Frauen mit großen Brüsten, Wassersucht durch Leber- und Nierenstörungen, chronische Alkoholiker, beginnende fortschreitende Katarakte, sogar Zucker im Urin. Es brauchen nicht alle Symptome, die von Boericke bei fortschreitender Krankheit noch genannt werden, vorhanden sein.

Nach meinen Beobachtungen an vielen Patienten im Laufe der Jahre **entwässert Chimaphila D 2 gut, stopft jedoch nicht.**
Es zügelt auch die Gier nach **übermäßiger Nahrungszufuhr**, ein Symptom, wenn die Nahrung nicht genügend aufgeschlossen und resorbiert wird, **und den Durst**, der selbst bei mild gewürzten Speisen eine Weile nach dem Essen auftritt, wenn nicht genügend Verdauungsfermente vorhanden sind. Da bei minimaler Getränkezufuhr genügende Harnmengen entleert werden können, ist anzunehmen, daß der intermediäre Stoffwechsel unter den Chimaphilagaben den normalen Weg bis zu CO^2 und H^2O durchläuft.

Chimaphila D 4 – 6 wirkt sehr gut auf Pankreas und Leber. Als Erhaltungsdosis kann Chimaphila D 200 eingesetzt werden.

Von mir beobachtete Symptome

Mir hat sich seit Jahren ein einfaches Symptom eingeprägt, das Chimaphila dringend erfordert: das sehr schwache anatonische Bindegewebe mit einer marmorierten Hautmaserung.

Jedoch macht Chimaphila auch stark verhärtetes Gewebe, in das Fett und Toxine eingelagert sind, wieder weich. Hier helfen Tryptophan und Mangan in Tiefpotenzen die pathologischen Einlagerungen zu lösen, s. unten.

Cysten in der Brust sprechen sehr gut auf Chimaphila D 2 an. Man kann mit Conium D 6 (oder D 30) und Phytolacca D 6 – 30 ergänzen. Günstig sind auch percutane Anwendungen von Tryptophan D 4, wenn zweistündlich intensiv eingerieben wird, oder mit Pesendorfer Salbe oder Schlangen-Spinnengift-, Blutegel-Salben.

Einige Patienten geben an, daß die übermäßige Gier nach Orangen und -saft unter den Chimaphilagaben bereits nach kurzer Zeit verschwindet.

Chronische Alkoholiker

Alkoholiker, die Chimaphila benötigen, leiden in der Regel an chronischen Gastroduodenitiden und chronischen Colitiden, oft nach tuberkulösen Belastungen (s. Dickdarm – Lunge, Rückwirkung Magen, Fünf-Elementen-Lehre). Im fortgeschrittenen Stadium können sie keine feste Nahrung mehr verdauen und halten sich dann arbeitsfähig durch alkoholische Getränke. Z. B. trank ein junger hoch aufgeschossener Gärtner täglich 12 halbe Liter Bier. Er war nicht betrunken, er zitterte nur etwas aus Schwäche.

Gegen die konstitutionelle Schwäche hilft meist zusätzlich Stannum D 6 oder Calcium hypophos. D 3 – 6, Quercus e glandibus D 1 = Ø, dreimal täglich 5 Tropfen. Je nach Schwere des Falles kann noch mit anderen Bittermitteln oder Tees und Herzmitteln unterstützt werden, ebenso durch aufbauende Mineralsalzpräparate wie Piscin oder Silicea Ptk. u. a.

Drainagemittel französischer Homöopathen

Wie Dr. Julian auf einer homöopathischen Tagung bekannt gab, verwenden die französischen Homöopathen ein aus Tiefpotenzen hergestelltes Drainagemittel nach der Therapie mit Nosoden und stärker wirkenden homöopathischen Mitteln, das auch Chimaphila enthält, 5 mal täglich 15 Tropfen: Berberis, Bryonia, Carduus marianus und Chimaphila zu gleichen Teilen. Das Rezept kann bei Bedarf etwas variiert werden.

Lymph-Drainagemittel

Pyrogenium wird in D 5 – 6 sehr gut vertragen. Es leitet bei allen Eiterungen und septischen Zuständen schnell aus. Alle Absonderungen stinken scheußlich und der Puls ist matt und abnorm beschleunigt.

Pyrogenium läßt sich mit **Lachesis** kombinieren oder wechseln, auch noch mit **Kalium bichrom.**

In D 200 stimmen Pyrogenium und Lachesis in einem Tag die septischen Prozesse um, so daß die Gefahr gebannt ist. Auch bei früher abgelaufenen Vergiftungen mit unklaren Beschwerden der Verdauungsorgane hilft Pyrogen. Man sollte auch noch an **Botulismus** denken.
Es gibt auch Fischpyrogen. Falls man es nicht vorrätig hat, kann zunächst das einfache Pyrogen eingesetzt werden.

Phytolacca wird in den Arzneimittellehren hauptsächlich als Drüsenmittel beschrieben, d. h. daß es das Lymphsystem und die Lymphknoten beeinflußt, auch Lymphstauungen in der Mamma. Es läßt sich auch in den Frühstadien bei Hauterkrankungen und bei Furunkulose einsetzen und wirkt in niedrigen, mittleren und Hochpotenzen gut.

Selbstverständlich lassen sich die Lymphmittel schon sehr günstig bei Anfangserkrankungen einsetzen, die noch nicht die massiven Symptome aufweisen, die in den Arzneimittellehren beschrieben werden.

Conium ist sowohl bei Schwächezuständen alter Patienten ein gutes Mittel als auch bei Tumorenbildung. D 30 kann einmal wöchentlich gegeben werden oder D 12 dreimal wöchentlich. Es hilft gut bei Schwellung der Lymphknoten, bei Struma auch percutan als Salbeneinreibung. Ein charakteristisches Symptom ist der Schwindel beim Hinlegen, beim sich Umdrehen im Bett und beim Drehen des Kopfes zur Seite.

Ceanothus americanus wirkt bei Milz- und Lebervergrößerung besonders durch Malaria. Es läßt sich jedoch nach allen Infektionskrankheiten einsetzen, bei denen die Milz angegriffen ist. Die Verbindung der Milz zur Lunge im Mutter-Sohn-Kreis zeigt sich an **chronischen Bronchitiden** mit reichlicher Schleimabsonderung und der Rückstau zum Herzen an **verdächtig hohem Blutdruck**, der die Kräfte mindert nach **Boericke**. Ceanothus läßt sich auch als Haartonikum verwenden, was jedoch eine teure Angelegenheit ist. Man verwendet bei allen Indikationen die Tinktur = D 1 oder D 2.

Auch **Aurum** hat Beziehung zu Drüsenschwellungen bei skrofulösen Patienten.

Acid. Chromium D 6 ist ein hilfreiches Mittel bei Diabetes mellitus (Dysfunktion des Inselapparates).

Ebenfalls **Syzygium jambolanum.** Nach **Boericke**: Kein anderes Medikament verursacht so deutlich Verminderung und Verschwinden des Zuckers im Urin. Starker Durst, Schwäche, Abmagerung. **Cefamelit** ist ein Fertigpräparat aus Syzygium- jamb.-Tinktur.

Von den Schüßlersalzen haben guten Einfluß auf die Bauchspeicheldrüse: Natrium sulf. Kalium phos., Natrium muriat.

Adeps suillus

Dieses Mittel habe ich noch nicht im Großen eingesetzt. Einige Patienten loben zwar Adeps suillus D 3, dreimal täglich 15 – 10 Tropfen im Mund zergehen lassen, später 2 – 3 mal wöchentlich D 15. Sie behaupten, dadurch weniger Appetit zu verspüren und glauben auch, daß ihr verhärtetes Bindegewebe allmählich weicher wird. Da die wenigsten dieser Patienten, die ihr ganzes Leben viel fettes Schweinefleisch und Wurst gegessen haben, die Ernährung umstellen wollen, hoffe ich, daß Adeps suillus bei ihnen ein weiteres Auffüllen der Depots und ein böses Ende verhindern möge.

Im Folgenden stelle ich noch 2 Therapieformen vor, die (nicht organgebunden) umfassend wirken und Toxine schnell zu lösen vermögen, so daß eine zuverlässige Drainage erforderlich ist.

Therapie mit Viren- und Bakterien-Nosoden in Hochpotenzen

Im Selen-Kapitel Endobionten Hypothese sahen wir, daß es Bakterien unter gewissen Bedingungen möglich ist, aus einer ihrer Zustandsformen in die nächst niedrigere oder höhere Form hinüberzuwechseln.
Ich möchte hier meine Beobachtungen anfügen, die ich in meiner Praxiszeit mit Nosodenpräparaten viralen und bakteriellen Ursprungs gemacht habe. Meine ersten Versuche mit Nosoden mittlerer Potenzen machte ich vor 25 Jahren an mir selbst. Nach etwa 10 Jahren hatte ich mit dieser Therapieform, die zur Behandlung schwer zugänglicher Krankheitsformen unerläßlich ist, so viel Erfahrungen gesammelt, daß es mir gelang, schwere Krankheitsformen langsam zurückzuspulen.

Analog den Beobachtungen **Enderleins** und v. **Bremers** und angeregt durch ihre Therapie, mit den kleinsten Stufen des Bakteriencyclus die arteigenen größeren Formen wieder in die niedrigeren Formen zu überführen, suchte ich mittels EAP-Test zu den ausgetesteten Kokken-, Stabbakterien-, Spirillen- und Spirochaetennosoden passende Virennosoden dazu, die fast immer in der gleichen Potenzhöhe gegeben werden konnten, und ließ die Patienten je ein paar Tropfen in verschiedenen Hautareale einreiben, besonders in die Ellenbeugen und neben die Patella medial.

Die Kombinationstherapie mit zusätzlichen Viren-Nosoden wirkt etwas intensiver. Jedoch gab es über Jahre außer anfänglichen Schleimabsonderungen und einer Müdigkeit über 2 – 5 Tage nur selten etwas erhöhte Temperatur, so daß sogar ältere kräftige Patienten zwischen 60 und 70 Jahren nach vorheriger Gewöhnung durch mittlere Nosodengaben noch gute Erfolge durch solche Hochpotenzgaben hatten.

Die Patienten nahmen eine durch Drainage gering gehaltene Erstverschlimmerung ohne zu Murren in Kauf, weil es ihnen nach den Hochpotenzgaben monatelang sehr gut ging und sie auch die unangenehmen Wintermonate meist gut überbrückten.

Geschwächte Patienten

Bei geschwächten Patienten setze ich niemals stärker wirkende Nosoden ein. Hilfreich sind bei ihnen jedoch die Schleimhautnosoden in mittleren Potenzen wie **Gastroduodenitis D 12, Chronische Colitis D 5 oder D 8, Cystopyelitis D 6, Nephritis D 6,** die gut vertragen werden und auch wieder verlangt werden.

Größere Belastung – abgeschwächte Therapieform

Leider ist die Umweltbelastung seit etwa 10 Jahren so angewachsen, daß der EAP-Test eine gleichzeitige Therapie mit entsprechenden Viren- und Bakteriennosoden in Hochpotenzen verbietet. Es gibt dann beim Test einen Zeigerabfall, sogar bei kräftigen Patienten.

Die Behandlung erschwert sich von Jahr zu Jahr, so daß ich vorsichtigerweise Nosoden in Hochpotenzen nur noch Kindern und jüngeren Patienten meist über die Haut appliziere.
Gerade dieser Patientenkreis ist noch sehr aufgeschlossen für Nosoden in Hochpotenzen, und es gibt kaum eine Erstverschlimmerung. Zur Zeit wirkt die 50 M sehr gut bei ihnen (Dezember 1986).

Die älteren Patienten bekommen von mir nur noch ihr Konstitutionsmittel in Hochpotenz, was nach wie vor gut vertragen wird und auch seelisch gut umstimmt.

Aus folgender Anfangskrankengeschichte **eines 37jährigen Patienten ist die schnelle Umstimmung durch Hochpotenzen ersichtlich.**

Der schnelle Krebstod seiner Mutter im Herbst 1985 versetzte dem 35jährigen Patienten W. G. einen Schock. Seither litt er an Angstzuständen und hatte Durchfall.
Da er in der Jugend eine Hilus-Tbc. und Keuchhusten durchgemacht hatte, war Stannum das Mittel der Wahl (Sept. 1986). Er hatte sich als Apotheker bereits sehr gut mit niedrigen Potenzen behandelt. So konnte ich **Stannum 10 M** geben und als Mittel gegen den Schock **Arnika M.** er rieb sich die Mittel sogleich in der Praxis getrennt in die Ellenbeugen ein und bekam Stannum 10 M noch auf die Zunge. Gegen den Durchfall und eine Lebensmittelvergiftung schleuste er durch andere Hautareale noch **Chronische Colitis D 500** und **Botulismus M** ein. Bereits während wir alles besprachen, veränderte sich sein Gesicht zusehends, wurde weicher und ausgeglichen. Und beim Abschied sagte er selbst: "Jetzt geht es mir ganz anders". Dies ist jedoch kein Einzelfall, sondern nach Hochpotenzgaben häufig zu erleben.

Viren-Nosoden in Tiefpotenzen

Eine neue Therapieform?

In der letzten Zeit leiden mehr Patienten als früher an Hautjucken und chronischen Nasenkatarrhen mit teils blutenden Borken, auch an Fußpilz.
Zur Therapie bieten sich folgende Viren-Nosoden zunächst fast ausnahmslos in D 5 an. Morbillinum, Scarlatinum, Lyssinum = Hydrophobinum, Variolinum (erst ab D 12), Grippe, Coxsackie oder Fleckfieber (steht zwischen Viren und Bakterien). Beim Scharlach findet man neben Viren noch Bakterien, wahrscheinlich vom gleichen Bakterienzyklus?

Die Therapie ist einfach und wird auch gut vertragen.
Ich lasse meist nur ein paar Tropfen in die Haut einreiben, zwei- bis dreimal wöchentlich, der Widerstandskraft des Patienten angepaßt. Die Einreibungen neben verhärteten Lymphknoten am Hals wirken besonders gut. Die Patienten geben an, daß sich bereits nach 1 – 3 Tagen viel gelber oder grüner Schleim aus den Bronchien löst oder durch die Nase abgeht.
Nach 5 – 20 Tagen folgt dann nur noch weißer Schleim. Jetzt kann auf höhere Potenzen übergegangen bzw. eine KUF-Reihe der Staufen-Pharma angeschlossen werden.

Nun geben die Patienten in verhältnismäßig kurzer Zeit einen Rückspuleffekt an.

1. Frau B. Sch., 67 Jahre, hatte zuerst 12 Tage Absonderung von viel gelbem Schleim aus Nase und Bronchien, der sich leicht löste, als sie jeden 2. Tag ein paar Tropfen Morbillinum D 5 und Lyssinum D 5 in die Ellenbeugen einrieb. Dann wurde der Schleim glasig weiß und löste sich sehr schwer und sie hatte in beiden Ohren 4 – 5 Tage Schmerzen (früher durchgemachte Mittelohrentzündungen). Gegen die Schmerzen nahm sie gleichzeitig je 3 Tabletten Calc. phos. D 6 (glasiger Schleim) und Ferrum phos. D 6, beides von Schüßler, die die Schmerzen ca. 3 Stunden nahmen. Als Zwischenmedikation setzte sie ihr Konstiutionsmittel Kalium sulf. D 6 und zum Schleimabsondern zusätzlich Silicea D 6 ein.

Nun begann ich mit den KUF-Reihen Morbillinum und Lyssinum 2 mal wöchentlich.

Nach wenigen Tagen hatte sie Schmerzen am rechten Hüftkamm, danach im Sakrum.

Nach der Injektion der D 30 beider Mittel verlagerte sich der Rückspuleffekt zur Blase, die wohl als der eigentliche Herd angesehen werden kann.

Die Patientin hatte beim wiederholten Aufwachen nachts das Gefühl, als ob die alte Cystitis wieder aufflackern würde. Durch die Bettwärme hatte sich jedoch morgens der Druck in der Blase wieder gebessert. Der weiße Schleim aus Nase und Bronchien wurde kurzfristig gelb. D 60 entzündete die Punkte des Gallenblasenmeridians Nr. 20 (Gallensteine). D 100 machte einen verhärteten Lymphknoten unter dem linken Ohr wieder empfindlich. Die Schleimabsonderungen versiegten. Nur noch aus dem linken Nasenloch sonderte sich oft glasiger Schleim ab, offenbar die Ausleitung von dem Lymphknoten. Auch die weichen Stühle formten sich. Nach der Injektion der D 200 war es der Patientin zum Weinen zumute, was sich auf eine Doppelgabe Pulsatilla M besserte. Weiterhin häufig Schleim aus dem linken Nasenloch.

2. Frau A. Pr., 63 Jahre, ist ein sehr schlankes kleines Persönchen. Früher war sie kachektisch und ist auch heute noch durch zu große Arbeitsbelastung körperlich und seelisch überfordert.
Sie klagt über einen Fußpilz und behauptet auch zeitweilig an den Händen einen Pilz zu haben.
Da sie selbst das Lyssinum-Symptom angibt, daß sie bei laufendem Wasser manchmal ihr Wasser fast nicht mehr halten kann, rieb sie sich 2 mal wöchentlich Lyssinum D 6 in die Ellbeuge ein.
Nach der 2. Einreibung wurde ihre chronische Cystitis akut. Fr. Pr. hatte schneidende Schmerzen in der Blase, so daß sie 4 Tage das Bett hüten mußte. Sie nahm wieder Acid. bencoicum Oplx. und Calcium phos. D 6 (ihr Konstitutionsmittel) und Ferrum phos. D 6. Die Mittel nahmen ihr die Schmerzen. Ich hoffe, daß sich die Cystitis mit Hilfe von Lyssinum in Tief- und Mittelpotenzen endlich bessern wird.

Ich habe der Patientin schon ab und zu Lyssinum D 30 gegeben. Es half immer längere Zeit gegen das Hautjucken. Auch Eigenblutinjektionen mit Tryptophan D 5 halfen gegen den Fußpilz.

Die heutige Praxis hat mich gelehrt, daß nach einer Anfangsbehandlung beim Zurückspulen chronischer Krankheiten möglichst mit einer Virennosode in niedrigen oder mittleren Potenzen begonnen werden sollte.

2. Manganum

Mangan ist ein sehr bekanntes homöopathisches Mittel. Reckeweg gibt es zur Einleitung des Zitronensäurecyclus mit Magnesium phos. zusammen.

Manganhaltige Pflanzen

Cardamom, Condurango, Digitalis, Ipecachuanha, Mate, Thea cena, Tropa natans und Yucca ernthalten Mangan. Die meisten dieser Drogen nehmen in der Naturheilkunde eine bevorzugte Stellung ein. Digitalis ist sogar ein Polychrest der Schulmedizin.

Mangan-Hochpotenzen kräftigen besonders nach der M- und 10 M-Potenz, die Patienten fühlen sich längere Zeit sehr gut und brauchen fast keine anderen homöopathischen Mittel einzunehmen.

Mangan ist, wie bereits oben angedeutet II-, III-, IV-, VI- und VII-wertig positiv. Wenn nötig kann Mangan durch je ein Element ergänzt werden, das seine Wertigkeit in den Gruppen des Periodischen Systems hat, die dem Mangan fehlen, das ist Gruppe I, V und VIII oder 0. Die bekanntesten Mittel dieser Gruppen sind:

Gruppe I: Lithium, Natrium, Kalium, Cuprum, Argentin, Aurum u. a.
Gruppe V: Nitrogenium, Phosphor, Arsen, Antimon, Bismut u. a.
Gruppe VIII oder 0: Ferrum, Cobaltum und Nicolum u. a.

Mangan in Tiefpotenzen

Das Lösen von Toxinen

Mangan eignet sich in Tiefpotenzen zum schnellen Lösen von (rheumatischen) Ablagerungen. Eine Gabe folgender Mischung wirkt in fast allen Fällen 2 Tage im Körper und der Patient merkt von Tag zu Tag, daß sich die Verspannungen mehr und mehr lockern. **Cobalt nitr.** D 6, **Lithium carb.** D 6, **Mangan oxydat.** D 6 Tabletten. Es genügt, jeden 2. Tag je 1 Tabl. zusammen in einer Tasse Wasser aufgelöst zu trinken, oder je ein paar Tropfen derselben Mittel in D 8 dil. in die Ellenbeugen fest einzureiben. 2 – 5 Tropfen reichen bereits, denn D 8 wirkt stärker.

Mangan. oxydatum ist die Manganverbindung, die am stärksten wirkt. Als Einzelmittel kann es in D 3 gegeben werden. Nach **Boericke**: u. a. Schmerz im Schienbein, Dysmenorrhoe, Kolik, Durchfall, leicht ermüdet und erhitzt, Muskelzuckungen, Wadenkrämpfe, steife Beinmuskeln, gelegentlich unkontrolliertes Gelächter.

Mangan. oxyd. D 3 wirkt nach meinen Beobachtungen auch unterstützend bei einer Selentherapie in Tiefpotenzen, s. Kapitel Selen.

Bei der Medikation mit obiger Mischung merkt der Patient bereits nach wenigen Tagen, wie sich die Verspannungen lösen.
Dann kann man die Abstände zwischen den einzelnen Gaben vergrößern oder öfter kleine Pausen einlegen.

Drainage

Bei einem solchen Lösungsprozeß wird die chronische Entzündung in den akuten Zustand überführt. Nur auf diese Weise kann die Heilung eingeleitet werden.

Nun muß eine gute Drainage gemacht werden, siehe Kapitel Leber, denn aus den (rheumatischen) Ablagerungen lösen sich oft kleine Kristallnadeln, die solange Schmerzen verursachen, bis sie aufgelöst und ausgeschieden sind, was ja hinreichend von den Therapieformen bei Arthropathien bekannt ist.

Bei knackenden Gelenken hilft Natrium mur. oder das Komplexmittel Metaossyl, das bei Arthropathien gute Erfolge bringt. Man kann Metaossyl bereits zu Anfang der Behandlung jeweils am manganfreien Tag einsetzen.

Es gibt auch häufig Kopfschmerzen, bis der Schleim ausgeschieden ist, der sich in Stirn- und Nebenhöhlen bildet, beim Lösen der Toxinablagerungen. Es sollte viel getrunken werden, daß der oft sehr zähe Schleim leichter abgeht, am besten viel warmes Wasser, Kräutertee, verdünnter Orangen- oder Zitronensaft. Man kann in den meisten Fällen Schmerzfreiheit erzielen, wenn alle 2 Stunden 0,5 g Askorbinsäurepulver = ein halber Teelöffel voll in Milchprodukten oder Sojamilch gelöst, eingenommen wird, mit Honig oder Milchzucker gesüßt. Auch häufige Gaben entsprechender biochemischer Mittel drainieren gut, s. Leber.

Die bisherige Therapie, die ihre Schwerpunkte, je nach Veranlagung des Patienten, im Lymph-, Leber-, Nierenbereich oder im Kreislaufsystem hat, muß nun verstärkt werden durch Mittel, die die gelösten Toxine schnell abbinden und ausscheiden.

Ich füge noch ein Rezept mit Mangan. oxyd. D 6 mit obigen Begleitmitteln an, das ich seit 6 Jahren anwende bei körperlicher und geistiger Ermüdbarkeit. Es spult leicht zurück, jedoch nicht so verblüffend schnell wie Mangan. oxyd., Lithium carb. und Cobalt nitric. aa D 6, allein gegeben. Es wirkt auch 2 Tage und strengt nicht an. Vor allem läßt es sich unter dieser Medikation flink und gezielt arbeiten.

5,0	Mangan oxyd. D 6	trit.
5,0	Lithium carb. D 6	"
5,0	Cobalt nitr. D 6	"
10,0	Carduus mar. D 2	"
10,0	Chelidonum D 2	"
10,0	Chimaphila D 2	"
10,0	Conium D 6	"
10,0	Phytolacca D 6	"
10,0	Rhus tox D 6	"
25,0	Lachesis D 10	"
100,0		

Jeden 2. Tag 1/2 Teelöffel Pulver, am besten morgens nach dem Frühstück, in einer Tasse Wasser gelöst trinken. Eine etwas stärkere Wirkung wird erzielt, wenn die Lösung schluckweise über 4 Stunden getrunken wird.

Die Auswahl der geeigneten Therapie

Aus den vielen Therapiemöglichkeiten der Homöopathie kann die für den Kräftezustand jedes Patienten geeignete Therapie ausgewählt werden.

1) Konstitutionsmittel

Die mildeste Therapie bei alten oder geschwächten Patienten und als Anfangstherapie ist die Arbeit mit den entsprechenden Konstitutionsmitteln, die durch organspezifische oder Pflanzenpräparate und Kräutertees unterstützt werden können.

2) Eigenblut mit Tryptophan D 5

Fühlen sich obige Patienten nach einigen Wochen gekräftigt, so eignet sich fast bei allen eine leichte Eigenblutbehandlung mit Tryptophan, die bei geschwächten Patienten nur im Abstand von 3 Wochen durchgeführt werden sollte. Auch beginnt man mit einer sehr geringen Blutmenge von 0,1 ml in 1,0 Tryptophan D 5 und steigert jeweils nur um 0,1 ml Blut.
Trotz der geringen Blutmenge sind die Injektionen sehr erfolgreich, und die Besserung setzt fast bei allen Patienten bald ein, so daß die Therapie der 7 – 10 Injektionen später noch gelobt wird. In den Intervallen eignen sich evtl. Tryptophan-Injektionen ohne Eigenblut.
Die Eigenbluttherapie kann als die schwächste, doch umfassendste Nosodentherapie aufgefaßt werden.

3) Schwach wirkende Schleimhautnosoden

Auch die Nosoden Gastroduodenitis, Cystopyelitis, Nephritis u. ä. wirken in tiefen bis mittleren Potenzen nicht stärker als obige Eigenbluttherapie.

4) Virennosoden in Tiefpotenzen

Etwas stärker wirken die niedrigen Potenzen von Variolinum, Morbillinum, Grippe-Nosode oder Influenza. Man testet zunächst die Verträglichkeit in 1 – 3 wöchigen Gaben über einige Wochen aus. Nur wenn das Mittel gut verträglich ist, kann man auf eine KUF-Reihe übergehen.

5) KUF–Reihen

Die KUF-Reihe wirkt wiederum etwas stärker, weil die 10 Ampullen von D 5 über die mittleren Potenzen bis zur D 200 hinaufführen. Bei diesen Injektionen im Abstand von 3 – 7 Tagen ist bereits eine gewissenhafte Drainage erforderlich. Der verblüffend schnelle Rückspuleffekt macht jedoch diese Mühe leicht wett.

6) Hochpotenzen desselben Mittels

Nur bei kräftigen Patienten kann man das Mittel der KUF-Reihe anschließend in großen Abständen in Hochpotenzen weiter geben wie D 500, M, 10 M.

7) Mangankombination in Tiefpotenzen

Die gemeinsame Gabe von Mangan. oxydat. D 6, Cobalt nitric. D 6 und Lithium carb. D 6 ist die stärkste Therapieform, die rheumatische Ablagerungen in sehr kurzer Zeit zu lösen vermag. Eine zuverlässige Drainage und die gewissenhafte Überwachung des Patienten sind erforderlich.

Die Anpassung des Organismus an homöopathische Mittel

Die sicherste Methode, Patienten für die feine Schwingung der homöopathischen Mittel aufgeschlossen zu machen, wenn sie dergleichen noch nie eingenommen haben, ist, anfangs niedrige Potenzen zu verordnen, die dem Körper das Registrieren durch häufige Gaben erleichtern, wie z. B. Sepia D 6, Stannum D 6, Acid. phos. D 3 – 6 usw.

Diese Methode ist zunächst auch bei Patienten anzuraten, die selten zur Behandlung kommen können.

Im Laufe der Zeit können dann auch alte Patienten ihr Konstitutionsmittel in Hochpotenz länger registrieren.

Gerade die Hochpotenzen leiten die Umstimmung im seelisch-geistigen Bereich ein. Dadurch lösen sich Depressionen, Angstzustände, Verkrampfungen, und die Patienten werden aufgeschlossen für ihre Therapie.

Es gibt jedoch auch im Repertoire der Homöopathie einige Mittel, die sehr schnell Toxine lösen, wie z. B. **Thuja**, **Sulfur**, mit denen man bei der heutigen oft anstrengenden Umweltbelastung besonders mit Hochpotenzen bei älteren Patienten vorsichtig umgehen sollte.

Der Zeitfaktor für die Wirkung der Medikamente

Um das erkrankte Organ- oder Kreislaufsystem so weit als möglich anzuregen, ist es wichtig, die entsprechende Medizin bereits eine Weile vor der Maximalzeit des Meridians zu geben. Dann laufen entgleiste Funktionen oft schon nach kurzer Anlaufzeit unter der Steuerung von wenigen Medizingaben wieder normal ab. Zu anderer Zeit können Mittel für mitbetroffene oder unterstützende Systeme gegeben werden.

Bei schwerwiegenden Störungen sind allerdings häufig Gaben in kurzen Wiederholungsabständen notwendig.

Homöopathische Gaben können dann, in einer Tasse Wasser gelöst und mit Holz- oder Glasstäbchen fest umgequirlt, tagsüber schluckweise eingenommen werden, wobei jeder Schluck eine Weile im Mund eingespeichelt werden soll, weil die enge Verbindung der Mundschleimhaut zum Gehirn die Registrierung der Mittel wesentlich erleichtert. (Metall- oder Plastiklöffel wirken magnetisch und würden die feine Schwingung der homöopathischen Mittel stören.)

So werden Milz- und Pankreasmittel am wirkungsvollsten morgens bis 9 Uhr eingenommen, Nieren- und Blasenmittel vormittags und mittags bis 15 Uhr und Leber-Gallemittel mittags und besonders abends. Sollte eine große Leberschwäche bestehen und die Patienten nach dem nächtlichen Aufwachen von 1 – 3 Uhr lange nicht mehr einschlafen können, so wäre auch hier eine kleine Lebermedizingabe angezeigt. Doch sollte dazu etwas trockenes Brot gekaut und etwas temperiertes Wasser genommen werden, damit sich der leere Magen nicht, durch die Medizingabe angeregt, selbst anverdaut.

Die Wechselwirkung homöopathischer Mittel

Erfordert eine Therapie mehrere Mittel, so ist darauf zu achten, daß Antidote (die Gegenmittel in der Homöopathie) nur in erforderlichem Abstand gegeben werden.
Abgesehen von dieser Vorsichtsmaßnahme helfen sich einige Antidote gegenseitig bei der Resorption, z. B. manche Mineralsalze, s. oben.

Durch Homöopathie abgekürzte Substitutionstherapie

Durch ungenügende Resorption entstandene Defizite können schneller behoben werden, wenn eine Substitutionstherapie durch homöopathische Gaben der substituierten Stoffe ergänzt wird. Die homöopathische Potenz läßt man dann in einem gewissen Abstand nach der Substitutionsgabe im Munde zergehen.

Durch diese einfache Methode genügt die alleinige Weitergabe der homöopathischen Arznei meist nach kurzer Zeit. Die Therapien mit Schleppersubstanzen beruhen auf verwandten Gedankengängen. Da die homöopathischen einschließlich der biochemischen Mittel die Aufnahme und Verwertung der Substrate steuern, kann in den meisten Fällen ganz auf eine Substitution verzichtet werden.

Eisen-Substitution

Eisen sollte man nur in sehr dringenden Fällen substituieren, weil bei Gastro-duodenitiden und bei chronischen Colitiden stets Blähungen verursachende Hefepilze vorhanden sind, die das substituierte Eisen gierig aufsaugen und sich dann noch schneller vermehren.

In den meisten Fällen genügt es, Schüßler-Tabletten Ferrum phos. D 6 mehrmals täglich im Mund zergehen zu lassen, wenn durch die Nahrung, besonders durch viel Gemüsesäfte und Rohkost und gedünstetes Gemüse für genügend Nachschub gesorgt wird.

Ernährung

Geeignet ist eine biologische Vollwertkost. Außer Schweinefleisch und Wurst ist etwas Fleisch erlaubt, jedoch nur dann, wenn der Patient Verlangen danach hat. Genußmittel sind kontraindiziert. Herz- und Kreislaufmittel bauen gut auf. Sie schädigen nicht und sind auch bei Hypotonien besser geeignet als Bohnenkaffee.

LITERATURVERZEICHNIS

Boericke William, Pocket Manual of Homoeopathic Materia medica,
Philadelphia, 9. Ausgabe
Deutsche Ausgabe Margarethe Harms, Leer 1972

Dosch Peter, Lehrbuch der Neuraltherapie nach Hunecke, Ulm/D. 1964

Dorci Mathias, Personotrope Medizin und Homöopathie, Ulm/D. 1970

De LaFuye R. u. Schmidt H., Die Moderne Akupunktur, Stgt. 1952

Bachmann G., Akupunktur, eine Ordnungstherapie, Ulm/D. 1959

Bachmann G., Leitfaden der Akupunktur, Ulm/D. 1961

M & S – Akupunktur – Reihe München 1984 – 87
Beiträge zu den Tagungen XIII – XVI der Arbeitsgemeinschaft für klassische Akupunktur und traditionelle chinesische Medizin e. V. München 1986

Gessner O., Die Gift- und Heilpflanzen von Mitteleuropa, Heidelberg 1953
2. Aufl.

Imhäuser Hedwig, Homöopathie in der Kinderheilkunde, Ulm 1970

Julien O., Paris Materia medica der Nosoden, Ulm 1960

Karl Josef, Phytotherapie, München 1970

Lindemann Günther, Teerezepte, München 1973

Nash E. B., Leitsymptome in der Homöopathischen Praxis, Ulm 1959

Menne Fritz, Anorganische Chemie und chemisches Prakticum, Stgt. 1950

Reckeweg Hans Heinrich, Homotoxikologie, Baden-Baden, 2. Aufl. 1976

Chem. Pharm. Fabrik C. Müller, Spagyrische Arzneimittellehre, Göppingen
1953, 3. Aufl.

Voll Reinhold, Hrsg., Elektroakupunktur, Uelzen 1971

Wehmer Carl, Die Pflanzenstoffe botanisch systematisch bearbeitet, Jena 1911

Wiedemann Fritz, Heilung durch Regeneration, Gelnhausen 1962

Wittig A., Die Behandlung chron. Krankheiten mit homöop. Mitteln,
München 1981

Staufen-Pharma, Differentialdiagnose der Infektionskrankhheiten
Dr. med. **Ivor Ruf,** Kreislauf- und Gefäßerkrankungen
Dr. med. **Reinhold Voll**

Enderlein G., Bakteriencyclogenie, Hoya 1981, 2. Aufl.

Haug-Verlag, Die Beziehungen der Arzneien unter sich, Ulm 1959

Biochemie: DHU, ISO-Werk, Biochemischer Bund Deutschlands:
Hahnenklee-Bockswiese

raum & zeit Nr. 28, Ehler's Verlag Mü. 40, Hohenzollernstr. 60,
Das Aufschlüsseln degenerativer Krankheiten

Die Behandlung chronischer Krankheiten mit homöopathischen Mitteln

von Anneliese Wittig

Dokumentiert mit
Energetischer Terminalpunkt-Diagnose
nach Mandel

MÜLLER & STEINICKE, MÜNCHEN

中醫學

Traditionelle Chinesische Medizin

Syndromdiagnose für Akupunktur und Moxibustionstherapie

J. J. Kleber

辨法證
針灸

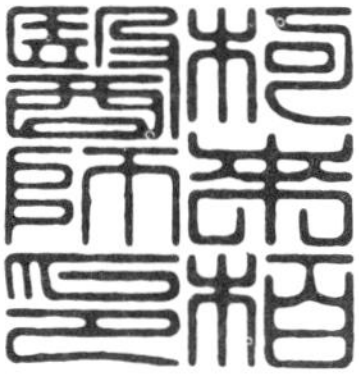

Müller & Steinicke München

Hubert H. Scharl

Die „Organsprache“ als symbolischer Ausdruck für seelische Ursachen und unbewältigte Konflikte

Moderne Hypnose-Techniken für Mediziner

Möglichkeiten und Grenzen in der Psychotherapie
Zahnheilkunde · Geburtshilfe · Chirurgie

MÜLLER & STEINICKE, MÜNCHEN